発達障害への
ホメオパシー的アプローチ

発達障害・自閉・多動の子どもたちを治癒に導く方法論と症例集

由井寅子

ホメオパシー出版

はじめに

いまや、あらゆるところで、ＡＤＨＤ（「注意欠陥・多動性障害」）とか「自閉症」などという言葉に出合います。ＬＤ（「学習障害（LD=Learning Disorders）」）という言葉をお聞きになることも多いでしょう。

私のホメオパシー相談会にやってくるクライアントにも、「発達障害」といわれる子どもたちが急増しています。これは私の相談会に限ったことではなく、世界的な規模で発達障害の子どもたちが増えている現象があると聞きます。

「いったいどうして、こんなに多くの子どもたちに問題が起こっているの？　それにしても、うちの子は大丈夫かしら？」

母親なら誰でも、特に小さい子どもをお持ちの方々は、周囲のいろいろな話に敏感になってしまうことと思います。これから子どもを持ちたいと考えている人もまた、一抹の不安が胸をよぎるのではないでしょうか？

自分が将来持つ子どもは大丈夫だろうか？　いろいろな食品汚染の話も聞くし、自分がふだん食べているものも安全かどうかわからないし……。特に中国産の野菜や米国からの輸入牛肉など、海外からの輸入食品に関してはいろいろ不安なニュースがあとを絶ちません。それに、実は問題があるのは海外産だけではなく、食生活に関する危機的な状況は調べていけばきりがありません。

具体的に言うなら、残留農薬による野菜などの汚染、食品や飲料に添加された数知れぬ化学物質の問題、さらに予防接種をはじめとする医療用薬品からの汚染……、これらはすごいものです。私たちは誰しも、そうした環境の中で何十年かを生きてきたわけですから、私たちの体の中がきれいであるなどということは、まずありません。

しかもその汚染は一代限りのものではなく、どんどん累積して代々ひどくなっているのです。こういう汚染された環境下で20～30年を生きてきた母親の胎内に宿った子どもは、すでにその先代、先々代からの汚染をも受け継いでいるのです。残留農薬の汚染から、飲料水の汚染から、予防接種の毒から……何もかもです。昔は存在しなかった化学物質の汚染によって、現代人の健康は世代を重ねるごとに確実に蝕まれているのです。

すなわち、生まれてくる子どもたちはゼロからの出発ではなく、マイナスからの出発になるのです。発達障害を考えるうえで、これはとても大切なことですので忘れないようにしてください。

すでに成長期のお子さんがいらっしゃる場合は、ご心配のことも多いと思います。わが子はかわいいけれど、どうもほかの子より言葉を覚えるのが少し遅いような……、しゃべり方も何か幼ないような気がするけれど……などなど。そういうときに周囲から「発達障害」などと言われると、もう一気に自分の子どもの将来を悲観してしまう方までいて、そういう意味で「発達障害」はたいへんデリケートなテーマでもあります。

しかし私は、そういった境遇に置かれた子どもたちがホメオパシー療法と出合うことで、どんどん元気になっていく姿も見てきました。ですから、発達障害と呼ばれる状態で苦しんでいるお子さんやそのご家族に、ぜひ、ホメオパシーというものを知ってもらいたいと思うのです。

発達障害の子どもたちは現代社会や大人たちの行為による犠牲者であり、発達障害を通してわれわれにＳＯＳを出しているのだということがわかります。本書はそこに着眼点を置き、ホメオパシーでどのように治癒させるかというアプローチについて言及したものです。もちろん、一足飛びにすべてが解決することなどありません。私は魔法の話をしようとしているのでも、奇跡を起こした話をしたいのでもありません。一つひとつの毒を排出して、一歩一歩着実に歩むのがホメオパシーという療法なのです。

そして、子どもの発育というのはとても個性的なもので、いろいろな意味で凹凸があるものだということを最初に言っておきたいと思います。ですから、ぜひ皆さんは、ご自分のお子さんをほかの子どもと比較して見るようなことはしないでほしいのです。

それにしても、子どもたちは大きな可能性をもっています。何より、彼らは毎日成長を続けます。ただし、その子の成長や改善のスピード、人間としての成長の現われ方は、健常な子どもたちと異なるかもしれません。それでも、障害を持つ子どもたちもまた、日々成長するのです。親たちがただ不安に駆られてぼう然としていても、彼らは日々成長していくのです。だから一日も早くよい変化を与えてやることが大切なのです。それは一日も早く彼らが自然体に戻れるよう、体毒の排泄を推し進めるということに尽きるのです。しっかりしたサポートがあれば、大きく改善することもありえます。ですから、ぜひとも大人たちや社会の援助の手が必要なのです。

私が皆さんにしっかり認識していただきたいことは、予防接種のワクチンが生み出す健康被害は実に広範囲に及ぶということです。本当に底知れないくらい怖いということです。これは私のホメオパシー臨床経験から述べているのです。

特に自閉症、注意欠陥・多動性障害、アスペルガー症候群、発達遅延、その他、発達障害の範疇に入るような数多くの病気、「慢性疲労症候群」という名称でくくられる病気、病院で検査しても病名がつかないような慢性的な病的症状の数々が、実は予防接種被害ではないかと疑われます。

読者の皆さんにはぜひ、これを機会にロイヤル・アカデミー・オブ・ホメオパシーが開催する各種講演会、セミナーなどにご自身が足を運ばれて、何が私たちの健康を損ねているのか、健康を取り戻すにはどうすべきかを、しっかり知っていただきたいと思います。また、後掲する「参考図書」に挙げる書籍にも、できるだけ目を通していただきたいと思います。特に、本書と同時にホメオパシー出版から刊行された『予防接種トンデモ論──病原体はありがたい！　子どものかかる病気はありがたい！』は、ものごとの本質を理解していただくためにも、また発達障害と予防接種の関連をより深く理解していただくためにも、ぜひお読みいただきたいものです。

子どもたちは将来の日本、そして世界を担う貴重な存在です。彼らが苦しみ続けるならば、もう世界には希望がありません。私たちは障害に苦しむ子どもたちを見捨てず、彼らからのメッセージをしっかりと受け止め、そしてしっかりとサポートする義務があります。

そして、次の時代を担ってもらう子どもたちのために、世の中を変える努力をし、心と体が健康で生きられる社会、もっと自然体で生きられる社会を引き継ぐ努力をしなくてはなりません。本書がそのために一つの役割を果たすことができれば、これに勝る喜びはありません。

発達障害へのホメオパシー的アプローチ　目次

目次

第3章　症例のまとめと分析

第6章　医原病の中心にある予防接種——予防接種の考え方自体がおかしい

第7章　ホメオパシーが希望の灯になる

序論

医原病の底知れぬ闇

最大の被害者は子どもたち

今、子どもたちをとりまく環境は悪くなる一方です。大都市を中心に異様なほどに加熱している小・中学受験、学校でのいじめ、また凶悪な暴力事件や性犯罪もあとを絶ちません。本当に子どもたちがかわいそうになってしまいますが、冷静に考えれば、子どもたちに襲いかかる危険のほとんどは、大人たちがつくっているということに気づくはずです。子ども同士のいじめといっても、それは大人たちの醜い世界を投影したものが多いはずです。

ところが、実は大人は子どもたちに対して、もっともっとひどいことをしているのです。彼らの心と体をボロボロにしてしまうかもしれない、残酷なことをしているのです。それこそが予防接種であり、薬による症状の抑圧です。これら医原病*が、人が人らしく生きるための生命を破壊し、狂わす、元凶なのです。

*注――医原病
医療行為（現代医学に基づく治療、たとえば薬剤投与、放射線、手術などによる治療や予防接種など）あるいは、市販の医薬品・医薬部外品が原因で新たにつくられる病気のこと。

皆さんも、ときどき目にする子どもたちの動きや表情に、何か不自然さを感じることが多いのではないでしょうか。なんだか落ち着きなく動き回る、体を始終ゆすっている、年齢にふさわしい言葉が話せない、または大人の言うことすべてが瞬時にわかってしまう、突然叫んだり切れたりする、人と視線を合わせない……。いま多くの子どもたちが、こうしたさまざまな症状をいくつも重複して抱えています。

こうした子に接すると、かつては「親のしつけが悪い」とか「できの悪い子だ」などと言っていたものです。しかし今、状況はもはやそんなレベルではないことが徐々に知られてきました。

確かに昔からこういう子どもはいましたが、ごくまれでした。それでもこういう子どもがクラスに一人いると、それだけで担任の先生はてんてこまいで、その負担たるや相当なものだったわけです。そんな子どもがクラスに二人いた日にはもうお手上げ、三人いるとほとんど絶望的です。ところが現在、そういう子どもたちがクラスにたくさんいる状況となっているのです。

実際に学習障害（ＬＤ）や注意欠陥・多動性障害（ＡＤＨＤ）など、いわゆる発達障害の子どもたちは、そこいらじゅうをウロウロしたり、人の話をぜんぜん聞いていなかったりという行動が顕著にみられます。もちろん学校でも勉強に集中できないし、注意すると突然切れたりします。先生たちからみると授業の邪魔をする存在かもしれません。彼らが病気だという認識がなければ、親の教育に問題があると思われても当然でしょう。

しかし、そういった子どもたちがこうした態度を示す根本の原因は、中枢神経系のトラブル、つまり脳の障害にあるのです。よくいわれる多動症や自閉症、アスペルガー症候群、学習障害は、親のしつけの問題ではありません。先天的または後天的な障害なのです。何かが原因となって、この子たちはこのような姿にさせられているのです。このような子どもたちこそ、真に最大の被害者なのです。そして被害者がいれば、当然、加害者がいます。どこかが、そして何かが、間違っているのです。

また、こうした自閉、注意欠陥・多動性障害、アスペルガー症候群などの一次障害があることによって、対人関係を構築できないなど、社会性の困難という二次障害を引き起こすことが多いという点も忘れてはなりません。

ホメオパシーのアプローチが子どもたちの光明に

去る2007年3月20日、京都において「予防接種は果たして有効か？ その答えは？」というテーマで、第1回ホメオパシー医学国際シンポジウム in Kyoto という催しがありました。

このシンポジウムを主催したのは、日本ホメオパシー医学協会〈ＪＰＨＭＡ〉*とロイヤル・アカデミー・オブ・ホメオパシー〈ＲＡＨ〉**です。

*注――日本ホメオパシー医学協会〈ＪＰＨＭＡ〉
クラシカル、プラクティカルという流派にかかわらず、プロフェッショナル・ホメオパスを認定する日本で唯一の職業保険を有する非営利団体です。日本において、プロフェッショナル・ホメオパスとして活動する際には、ＪＰＨＭＡの認定試験を受けて、活動することを推奨しています。

**注――ロイヤル・アカデミー・オブ・ホメオパシー〈ＲＡＨ〉
クライアントを離れて正しいレメディー（同種のレメディー）が存在しないように、クライアントを離れて正しいホメオパシーの方法論というものは存在せず、クライアントに対して個別に正しい方法（最適の方法）というものが存在すると考え、既存のクラシカル、

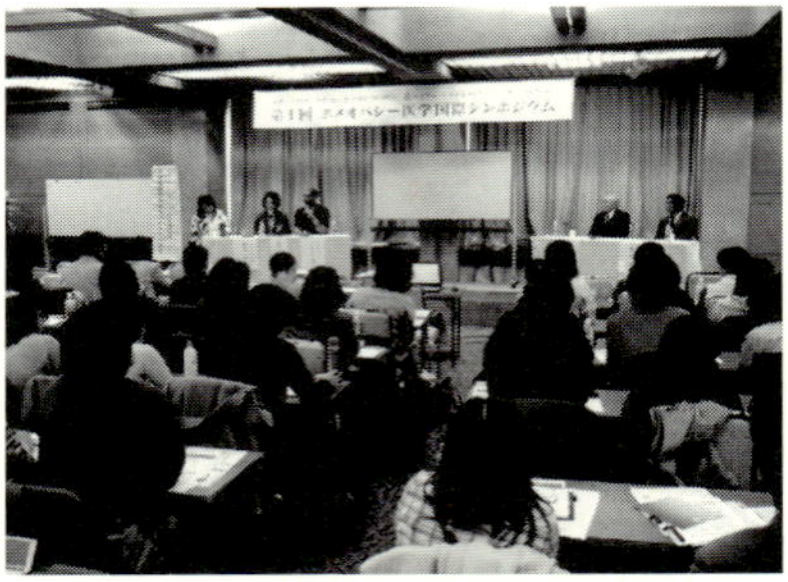

プラクティカルという流派や教義にとらわれることなく、それぞれのクライアントにとっての正しい方法を見極め、実際に治癒へと導くことのできるホメオパスを育成することに照準を合わせた、プロフェッショナルホメオパス養成のためのスクールです。

この日、シンポジウムで講演した一人が、英国で活躍しているホメオパス（ホメオパシー療法家）で、生化学者でもあるトレバー・ガン氏でした。彼は２００２年７月にＲＡＨ主催の講演会＊で来日し、「予防接種は果たして有効か？」というテーマで予防接種のもたらす害に関してまさに衝撃的な講演をおこなった人物です。これが、日本国内で予防接種の危険性に言及した初めての講演会だったのではないでしょうか。

２００２年のトレバー氏の講演会に参加した人は、おそらく誰もが非常に大きなショックを受けただろうと想像します。私自身、１９９６年に日本でホメオパシー活動を開始した当初から、予防接種の害については雑誌や講演会などで警告してきましたが、このときのトレバー氏の講演を機に、その後、ホメオパスとして経験を積み重ねるなかで、予防接種のもたらす害の大きさをますます肌身で感じることが頻繁になっていきました。そういう意味でも歴史的な内容だったのです。

＊注――このトレバー・ガン氏の講演録は、ホメオパシー出版より『予防接種は果たして有効か？』として出版されています。ぜひご参照ください。

この日のシンポジウムには、予防接種情報センターの代表で、全国予防接種被害者の会連絡協議会事務局長を長年にわたって務められてきた、藤井俊介氏にもご参加いただきました。藤井氏は、ご自身のお子さんが予防接種の副作用から重度の麻痺を持つようになったという痛ましい経験をされ、以来、80歳を超える現在まで、予防接種被害者の救済に尽力され続けています。

この藤井氏にもシンポジウムで発表していただきましたが、その発表内容は私を含めたシンポジウム出席者の多くを驚かせました。私が何より驚いたのは、そこで公表された予防接種の副作用（副反応）が、私の経験してきた症例（自閉、多動、アスペルガー、アトピー、ぜんそく、アレルギーなど）よりも、はるかにひどいことでした。

私は改めて予防接種被害の実態のすさまじさを見、私が知らなかった重度の被害者が大勢いるという現実を突きつけられました。私たち出席者が目にしたのは、たとえば、大人になっても自分で立つことすらできない男性、その横で老いた母がご飯を口に入れている姿、てんかん発作を起こし全身けいれんで倒れている女性、ひと言も言葉を発することができない若者……などなど、まさに現代医学の負の部分が生み出した犠牲者と言える方々の痛々しい姿でした。

こうした予防接種被害者の方たちは、その重い障害のために大変な思いをしているのです。さらには彼らのご両親やご兄弟も、自分が先に死んだらこの子はどうなるのか、障害を負ったこの子を置いてどうして死ねるだろうか、そういうやりきれなさと苦しみのなかで、毎日を生きているのです。

私もまたホメオパスとして、障害を持つ子どもをじかに多くみていますので、彼らの苦しみも実態もよく知っています。だからこそ事実から目を背けずに、私のホメオパスとしての体験を正直に皆さんにお伝えしたいのです。

そして2008年、第2回目となるホメオパシー医学国際シンポジウム in Kyoto が開催されました。テーマはずばり「なぜ、こんなにも自閉、多動、てんかんなどが増えたのか」

というものでした。

その日、会場の京都市国際交流会館には、雨にもかかわらず160名ほどの方が集まり、最後まで熱心に講演を聞かれました。講演とパネルディスカッションを通して、「今、子どもたちからのSOSを聞こう」というメッセージが、出席者の心に残るシンポジウムになりました。

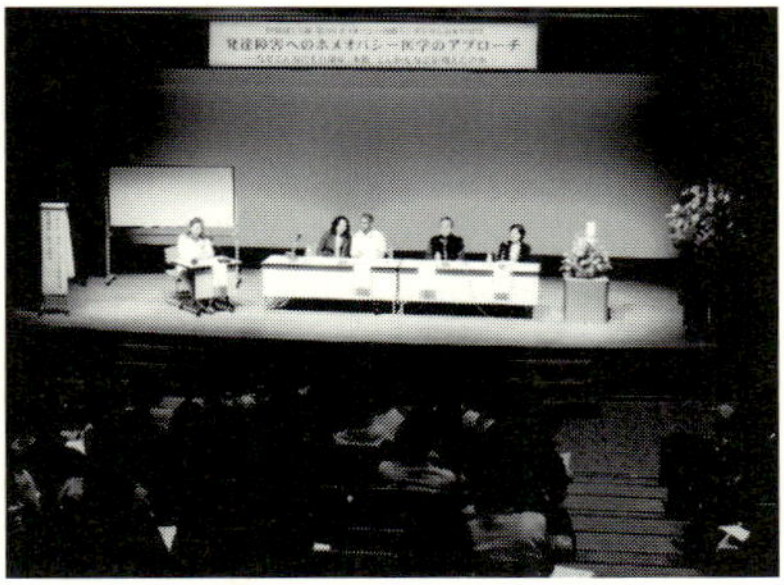
発達障害へのホメオパシー医学のアプローチ

三たび来日したトレバー・ガン氏は、予防接種のワクチンが脳に対してどのような悪影響を与えるかという部分を中心に、熱心に講演されました。これはまさに予防接種と発達障害の関連性という、きわめて重大な問題に切り込む内容です。

加えて、この日は有意義な企画がさらに続き、沖縄養護教諭研究会会長であるホメオパスの宮城勝子さんから、地元の小中学校の現場で子どもたちにホメオパシーを提供している状況が紹介されました。私たち出席者は、沖縄県でのホメオパシーの使用実績例を見せられ、子どもたちへのホメオパシー適用の可能性と、今後のホメオパシーの普及について深く考えさせられました。

シンポジウムの最後には、トレバー・ガン氏、宮城勝子氏、明治薬科大学名誉教授の大槻真一郎氏、そして私が加わって、会場からの質問に答える時間がありました。実際に発達障害のお子さんを抱えている方からの質問もあり、パネリストが真剣に答える姿には感銘を受けるものがありました。


このシンポジウムで、私は「ホメオパシーによる発達障害治癒への応用症例」というテーマで7つの症例を発表しました（本書でも、シンポジウムで紹介した症例を掲載しています）。

発達障害、なかでも自閉症や多動性障害についての相談は非常に多く、それに対するホメオパシー療法での臨床例も、かなりの数が蓄積されています。

こうした発達障害のケースをみていてつくづく思うのは、障害を持った彼らも必死に何かをアピールしているのではないか、子どもたちが大人に向かって警告しているのではないか、ということです。

それはまさに、大人たちに向かっての「ＳＯＳ」そのものです。まともな言葉を発することのできない子どもたちが体を張って、苦しむ自分の姿をさらけ出して、私たち大人に警告を発している、私にはそう思えてならないのです。自分の思いをうまく伝えることができないがゆえに、より彼らの心中が私の心にひしひしと響いてくるのです。

これは子どもたちだけではなく、ペットや家畜、天変地異などの自然も、私たち人間の大人に何かが間違っているというメッセージを発信し、自然に戻ることの大切さを教えてくれているのですが、残念なことにそれに聞く耳を持たない人が多すぎるのです。

私たちホメオパスは、ホメオパシーの創始者サミュエル・ハーネマンから、忍耐を養って常に自然や生命から発せられるメッセージを観察することを学んでいます。ホメオパシーは生命を尊重し、自然を推し進める療法だからこそ、彼らからのＳＯＳが痛いほどわかるのです。

第1章

子どもたちを苦しめる犯人は人工毒だ

一部の子どもたちの問題ではない

まず皆さんに、「発達障害」や「学習障害」が何であるかを正確に理解していただきたいと思います。というのも、「発達障害」や「学習障害」が意味するところをよく理解せず、漠然と否定的なイメージだけを抱いて、「一生普通の生活ができない」とか「進学や就職が望めない」というような絶望的なレッテルを貼ってしまう方が多いと思うからです。現に、そのような否定的イメージを固定化させるような話題もあります。

最近では毎週のように、日本のどこかで子どもたちの暴力事件や青年たちが引き起こす凶悪犯罪が大きく報道されています。公共の場所での無差別殺人、幼児に対する残虐なふるまい、そして衝動的な凶悪犯罪の数々。人々は、自分の身近でいつでも起こりうるこうした出来事の「原因」は、いったい何だろうかと思うわけです。

犯人の精神状態に問題があったのか?

犯人はやはり「異常者」なのか?

犯人の生まれ育った環境に問題があるのか?

多くの人たちの頭の中では、そんな疑問が一斉にわき立っているのではないでしょうか？　そして、こういう事件報道の際には、きまって犯人の幼少時の育ち方や両親の夫婦仲について取り沙汰されることが多いようです。同時に、その人物の異常性や特異性といった側面にかなり大きな関心が示されることも青少年事件の特徴です。さらに、その「異常性」に何らかの説得力をもたせるためか、「発達障害」という文句が記事の中で報じられるケースもあります。

◇報道例

「岡山駅突き落とし事件、家裁送致少年に「発達障害」の診断

岡山市のＪＲ岡山駅ホームで3月、岡山県職員・假谷（かりや）国明さん（38）が突き落とされ電車にはねられ死亡した事件で、殺人などの非行事実で家裁送致された大阪府大東市の少年（18）が、捜査段階の簡易精神鑑定で『対人関係の構築が困難な発達障害』と診断されていたことがわかった。

大阪家裁が選任した付添人弁護士が23日、明らかにした。付添人弁護士は少年審判で正式な精神鑑定を求める方針。少年は今月15日、岡山家裁に送致された後、居住地を管轄する大阪家裁に移送された」（YOMIURI ONLINE 読売新聞社のＷＥＢ記事から— 2008/4/24）

この岡山市での事件に関する報道は、ある意味で典型的なケースです。

ここでは「対人関係の構築」が「困難」な〝発達障害〟の少年が犯人だったということで、何となく読者を納得させてしまうようなところがあります。すなわち、障害を抱えて、生きることに困難を伴う若者が、社会に対する不満や憎しみから無差別殺人という凶行に走ったのではないか？　一般人のそういう、やや素朴な推量というか、思いが生まれやすい報道と言えなくもありません。

しかし、世の中には対人関係が苦手であったり、ふつうに人と接することが困難と思われる人物はいくらでもいます。いわゆる人間嫌いとか奇人・変人などと周囲の人たちから呼ばれるような人物もたくさんいます。「あの人はおかしい」とか「人付き合いができない人」と評される人物は、学校でも職場でも必ずいるものです。

もちろん場合によっては、各人の個性や性格を超えた部分もあるでしょう。たとえば、当人が「発達障害」と診断されたり「精神遅滞」と診断されたりするような場合です。しかし、だからといって、「発達障害」と診断された人たちの多くがいつかは凶悪事件を犯すのでしょうか？

さらに言えば、現在ほど精神医学も心理学も発達していなかった時代、心身の発達に遅れのある子どもたちや学習についていけない子どもたちは、「知恵が遅れている」などと言われ、いじめに遭ったりもしたものですが、いったい彼らのなかから凶悪犯罪に走った人物がどれだけいたでしょうか？　言うまでもなく、そういった子どもたちの圧倒的多数は、ごく静かに生きて死んでいったはずです。

しかし、もし彼らに理解を示し愛情を注いでくれる人が全くいなかったとしたら、やはり彼らは自分の意思を伝えるために、愛のない社会に対してこのようなかたちで反乱するしか方法がないのではないかと思ったりもします。ですから、この記事の加害者である若者も、実は今の殺伐とした世の中の被害者であったりするのです。

ただし問題は、おそらくそれだけではないということです。プラスアルファの何かほかの要因があって、こういう事件を起こしてしまうのではないかと考えるのです。

実は、このような人間嫌いなどの行動パターンの多くは、水銀中毒で起こることが多いのです。ＤＰＴ、インフルエンザ、日本脳炎などのワクチンの中には有機水銀が入っており、血液中に直接的に入っていく予防接種は、水銀中毒の大きな原因になっていると思われます。水銀が体内に入ると確かに切れやすくなり、他人を思いやる気持ちが減っていきます。これについては、あとで詳しく考えていきたいと思います。

私は何も、前掲の記事を書いた新聞記者がどうこうと言っているのではありません。私が皆さんにぜひわかってもらいたいのは、「発達障害」という問題に、今こそ私たち大人は真正面から取り組まなければならないということです。それも、マスコミによって埋め込まれた先入観を捨てて、この国の未来を担う子どもたちのために今すぐにでも、本気で考えなければならないということです。なぜなら、いまや本当に多くの子どもたちが、大変深刻な状況の下に置かれているからです。

子どもを持つ皆さんも大変です。まだ医療機関で診断を受けていないにしても、お子さんの多動や学習進度の遅れ、言語能力の遅滞といったことで悩んでいる方は、相当な数に上ると思われます。こうした問題は、自分のお子さんや近所のお子さんの切実な問題として語られることも多いでしょうし、進学の時期であれば、夫婦間や家族間での深刻な議論に発展することも多いはずです。

実際に私自身も二人の子どもを育て、今も育てつつある母親ですから、この問題についてはけっして傍観者などではいられません。それどころか、日々の健康相談の現場で「発達障害」のレッテルを貼られた子どもたちを身近でみてきましたし、彼らと時間をともにすることも少なくないのです。だからこそ、皆さんに実態を知っていただきたいという強い気持ちで、本書の執筆を決意したのです。

国が定める「発達障害」の定義

学習障害とか行動障害とか、さらに精神遅滞とか知的障害とか、似たような言葉がいっぱいあるので、おそらく皆さんは、よくわからないままに戸惑いながら使っていることでしょう。

それでさっそくですが、読者のみなさんのなかには、国が「発達障害者支援法」という法律をつくったことをご存知の方もおられるでしょう。この法律は、平成十七年四月一日付で施行されています。

このとき、さすがにお役所は、子どもたちの障害に関する用語の使われ方がかなりわかりにくい、また誤解を生みやすいことを知っていて、文部科学省初等中等教育局特別支援教育課の名前で、『「発達障害」の用語の使用について』というものを発表しています。

そこでは、「一」として、今後使用する（特別支援教育課が使用するという意味）用語は、原則として「発達障害」であること。そして「発達障害」の範囲は、発達障害者支援法の定義によること、などが明記されています。
さらに「二」として、次のように記されています。

上記一の「発達障害」の範囲は、以前から「LD、ADHD、高機能自閉症等」と表現していた障害の範囲と比較すると、高機能のみならず自閉症全般を含むなどより広いものとなるが、高機能以外の自閉症者については、以前から、また今後とも特別支援教育の対象であることに変化はない。

これでますますわからなくなった、そんな方もおられるかもしれませんが、実は、この文章に出てくる「高機能自閉症」とは、知的障害を伴わない自閉症のことです。それでは、この「知的障害」とはどういうことかというと、それは知的能力の発達が遅れている状態を意味します。

ということで、「発達障害者支援法」が施行される以前の文部科学省における「発達障害」の定義付けは、次のようなものだったと考えられます。

「LD、ADHD、高機能自閉症等」
＝学習障害、注意欠陥・多動性障害、知的障害を伴わない自閉症等

なお、次に「発達障害者支援法」の「第一章　総則」の第二条（定義）の第一項と第二項の部分、および「通達」抜粋を挙げておきますので、参考にしてください。

第二条
この法律において「発達障害」とは、自閉症、アスペルガー症候群その他の広汎性発達障害、学習障害、注意欠陥多動性障害その他これに類する脳機能の障害であってその症状が通常低年齢において発現するものとして政令で定めるものをいう。
二　この法律において「発達障害者」とは、発達障害を有するために日常生活又は社会生活に制限を受ける者をいい、「発達障害児」とは、発達障害者のうち十八歳未満のものをいう。

通達「発達障害者支援法の施行について」から抜粋

平成十七年四月一日付通達

(文部科学省・厚生労働省の両事務次官名―連名)

各都道府県知事、各指定都市市長、各都道府県教育委員会教育長、各指定都市教育委員会教育長、各国公私立大学長、各国公私立高等専門学校長　殿

第二　法の概要

(一)　定義について

「発達障害」の定義については、法第二条第一項において「自閉症、アスペルガー症候群その他の広汎性発達障害、学習障害、注意欠陥多動性障害その他これに類する脳機能の障害であってその症状が通常低年齢において発現するものとして政令で定めるものをいう」とされていること。また、法第二条第一項の政令で定める障害は、令第一条において「脳

機能の障害であってその症状が通常低年齢において発現するもののうち、言語の障害、協調運動の障害その他厚生労働省令で定める障害」とされていること。さらに、令第一条の規則で定める障害は、「心理的発達の障害並びに行動及び情緒の障害(自閉症、アスペルガー症候群その他の広汎性発達障害、学習障害、注意欠陥多動性障害、言語の障害及び協調運動の障害を除く。)」とされていること。

これらの規定により想定される、法の対象となる障害は、脳機能の障害であってその症状が通常低年齢において発現するもののうち、ICD―10(疾病及び関連保健問題の国際統計分類)における「心理的発達の障害(F80―F89)」及び「小児〈児童〉期及び青年期に通常発症する行動及び情緒の障害(F90―F98)」に含まれる障害であること。

なお、てんかんなどの中枢神経系の疾患、脳外傷や脳血管障害の後遺症が、上記の障害を伴うものである場合においても、法の対象とするものである。(法第二条関係)

このように、法律ですから言葉の定義を厳密にせざるをえないのは当然ですが、教育や医療の現場で、障害を持つ子どもたちと日々向き合っている立場の人たちからすると、何か言葉だけが踊っているような感じを受けるのではないでしょうか。

もちろん、主に文部科学省や厚生労働省が、役所の窓口や教育機関などでの混乱を避けるために用語の整理をしているのです。それはそれで必要なことでしょうが、特別支援学級や医療・研究の現場などでは、また別の意見があるでしょうし、国によってもまちまちであろうことは容易に想像できます。

ただ、こうして管轄省庁が必死に言葉の整理をしなくてはならないほど、子どもたちの障害がすさまじい勢いで広がっている現実、実際には言葉ではとらえきれないくらいに広汎な症状が出ているという実態、この現実の重さを思わずにいられません。

症状は広範囲だが、すべて「医原病」

しかしまた、なぜこれほど多くの似たような言葉があるのでしょうか？　そこに素朴な疑問を感じます。こんなにも多くの病気が、何かの拍子に次々と生まれてきたのでしょうか？

私に言わせれば、別々の病気が次々と姿を現したわけではないのです。このような子どもの病気は、「医原病」であるケースが多いのです。症状はどれほど多くても、病気のもとの多くは人工的に生み出された病気だということです。

そもそも、私たちのようにホメオパシーによって子どもを救う努力をしている者にとっては、苦しむ子どもたちを分類することに意味はありません。病気の原因となるものが何であるかは、多くの臨床経験を通じてすでに把握しているからです。それに、目の前で現実に起きている子どもたちの苦しみを、そしてその現れである症状を、いくら分類したところで何になるのかという気持ちにもなります。

子どもたちの「発達障害」の主たる原因は、まさに人工毒です。そしてそのトップに君臨する最大の人工毒は、予防接種のワクチンです。これは私の14年にわたるホメオパスとしての臨床経験から、ほぼ間違いないと確信していることです。

現在、人工毒（人工的につくりだされた毒性物質）には、数え切れないほどたくさんの種類があります。なかでも恐ろしいものは、薬剤をはじめとする化学物質です。人間がこれまでにつくりあげてしまった膨大な種類の化学物質が、大気を汚染し、土壌を汚染し、海や川を汚染し、食料を汚染し、飲み水を汚染しています。また放射性物質による汚染もあります。これらは前述したとおり、生きとし生けるものすべてにマイナスの連鎖を引き起こします。

さらに私たちは、経口薬、座薬、予防接種のワクチンなど、さまざまな医薬品や、それに準ずる薬物をすすんで自らの体内に入れています。なかでも予防接種のワクチンは、消化器官を経由せずに血中にいきなりさまざまな異物が大量に入ってしまいますから、その悪影響たるやはかり知れないほど大きいわけです。

不自然な人工毒や化学物質などの異物が体に入ると、肉体が物理的に損傷を受けるだけでなく、おおもとの生命エネルギーが傷つけられ歪められてしまいます。そして歪められた生命エネルギーは、異物が排泄されない限り、冒頭に書いたとおり世代を経て累積して慢性マヤズム*化し、取り返しのつかないことになっていくのです。

さらに、健康を取り戻すための自然治癒力の営みである排泄症状を、病気とみなして薬剤などで抑圧してしまうと、このマヤズム化を一気に推し進めることになってしまうのです。いったんマヤズム化してしまうと、それが子々孫々に受け継がれ、永遠に背負っていかなければならない人類の不幸を生み出し続けることになってしまいます。

今ならまだ間に合うかもしれません。人間本来の生命を取り戻すには、体に入った人工毒を排出していかなければなりません。そのためには、「症状はありがたい」ということを心底理解する必要があります。発熱はありがたい、皮膚発疹はありがたい、咳はありがたい、痰はありがたい、そして子どものかかる病気はありがたいのです。子どものかかる病気には、先祖から受け継いできた負荷を一掃する役目もあるのです。もしそれが予防接種によって抑圧され、それどころかワクチンに含まれる異物、人工毒でさらに血を汚したら、それは生命に対する冒瀆だと理解することです。

＊注――慢性マヤズム

私たちの体細胞は常に再生を繰り返しています。たとえば腸管の内壁はひっきりなしにはがれ落ち、新しいものに変わっています。女性の子宮内膜も定期的にはがれ落ちています。このように、組織はどんどん生まれ変わっています。これはホメオパシー的に考えると、生命エネルギーがゴンゴラゴンゴラ流れているからです。この生命エネルギーが個々の細胞へと絶え間なく流れ込み、細胞の一つひとつに新しい命を与えているのです。この生命エネルギーの流れの滞りが、ホメオパシー的にいう「病気」です。生命エネルギーの流れが滞ると細胞に流れるエネルギーも滞り、その結果として肉体的な目に見える病気になると考えます。この生命エネルギーの流れを滞らせるものは渦ですが、この渦は自我ともいいます。もっとわかりやすく言えば〝こだわり〟です。

このこだわりが小さければ、こだわりのパターンと同種のパターンを持つレメディーを与えることで気づきが生じ、解放され、その結果として治癒していくのですが、ホメオパシーでも手を焼く、とても手ごわいこだわりがあります。それが、私たちの細胞の隅々にまで染み込んでいる恐怖や苦痛、強迫観念、自己否定などの「記憶」です。これはすなわち、先祖が経験した恐怖感や絶望感が代々受け継がれ、私たちの細胞に刻印されているということです。それをＤＮＡの記憶や遺伝と呼びます。

私たちの細胞には、生まれながらにして、自分たちを無意識的に束縛したり逆に突き動かしたりする根源的なこだわり＝土壌が埋め込まれているのです。この根源的なこだわり＝土壌をホメオパシーでは「慢性マヤズム傾向」と呼びます。

土壌というのは、さまざまなこだわり（＝病気）を生み出す土壌ということです。そしてこのマヤズムとしてのこだわりは完全に私たちの生命の一部となってしまっており、もはや超えることのできない壁として存在しているのです。

ホメオパシーの創始者ハーネマンは、マヤズムとはもともと病原体であると言っています。もともと、こだわりを解放するために自然が用意した病原体を薬で抑圧したり予防接種をして無理やり埋め込んだりすることで、病原体が自分の一部となって残っていき、この不自然な自己が土壌となって、そこからさまざまなこだわりが生じてくるということです。

マヤズムには、疥癬マヤズム、淋病マヤズム、梅毒マヤズム、結核マヤズム、癌マヤズムの5大マヤズムがありますが、問題なのは、今、医原病によって新しい「医原病マヤズム傾向」が形成されつつあるということです。薬害によって引き起こされる症状を抑圧することによって、浄化の機会が奪われているからです。排泄としての症状が抑圧され自然体に戻る道を失うと、人は不自然さを固定する方向に向かうしかありません。すると、世代を経てこだわりが固定化し、強化されることになってしまいます。排泄を抑圧することで、簡単に慢性マヤズム傾向が形成される可能性があるのです。これは大変危険なことなのです。

自閉症の急増と予防接種の関係

実は私はかなり以前から、発達障害を含む子どもたちのさまざまな障害の原因は「薬害」ではないかと疑ってきました。それはまさしく、血液製剤をめぐる事件〈C型肝炎ウイルスやＨＩＶウイルスへの集団感染〉などと同じように人間が生んだ害なのです。しかも、その汚染規模と影響の大きさで、予防接種は史上最悪、空前絶後の「薬害」といえるでしょう。その予防接種が原因で生み出されるさまざまな病気は、まさに医原病そのものであり、なかでもとびきり悪質な医原病であると考えます。

しかし、私たちホメオパスのこうした主張は、なかなかメディアに取り上げられることはありません。医師たちからも無視され、それどころか嫌われてきました。

それでもやはり、ホメオパシー的な考え方を離れたところでも、さまざまな議論は起こっています。たとえば、予防接種に含まれる成分が大きな問題になっているのです。

発達障害のなかでも代表的といえる「自閉症」の子どもたちは、ここ数十年で世界的にも急激に増えています。これは隠すことのできない明白な事実です。

この事態に当然、原因を究明しようとする動きが生まれ、予防接種のワクチンに防腐剤成分として含まれる有機水銀が、自閉症児童の劇的な増加に関係している疑いが強まりました。この自閉症の子どもの急増と予防接種率上昇の疑わしい関係は、米国ではかなりの議論を呼んできました。

日本で水銀汚染といえば、数ある公害病のなかでも日本国民に激しい衝撃を与えた水俣病がすぐに思い起こされます。有機水銀（メチル水銀）で汚染された魚を食べたネコが、体全体を引きつらせてそこらじゅうを這いずり回る映像は、水銀汚染の恐ろしさをまざまざと示していました。

米国の数字でも、20年前には自閉症児の割合が1万人に1人前後だったものが、2006年のCDC（疾病対策センター）の数字をもとにした概算では、166人に1人にまで上昇しています。もちろん、アメリカ合衆国は大きな国ですから地域差があるでしょうが、全体として説明しようのない急激な増加がみられます。たとえば大都市シカゴのあるイリノイ州では、1992年は5例であったのに対し、2002年には6千5例と信じられないほど増加しています（教育省に報告された数字――『アメリカの毒を食らう人たち』東洋経済新報社刊から）。いったい、この時期に何があったのでしょうか？

実は1990年代に、接種を義務付けられた予防接種が、約20回から40回に増加したという事実があるのです。そしてこれらの予防接種ワクチンの多くには、有機水銀を主成分にした「チメロサール」という添加剤が含まれていました。

裁判所がワクチンに含まれる水銀と自閉症の関係を認める

今、米国のケーブルニュースネットワーク（ＣＮＮ）やアメリカン・ブロードキャスティング・カンパニー（ＡＢＣ）のニュース番組でも、ワクチンに含まれる水銀と自閉症の因果関係を問う裁判で、国が因果関係を認めたという事件が取り上げられています。

このような裁判がアメリカ中でおこなわれており、訴訟件数は5千件以上にのぼっている状態です。

全米自閉症協会（National Autism Association）の発表では、連邦裁判所は退行タイプの自閉症について、ワクチンの添加剤であるチメロサールが自閉症に関係していると判断し、障害を負った子どもたちに有利となる判決を下しています。裁判を争った被害者である女児（ハンナ）の場合は退行性の自閉症ということですが、水銀成分が及ぼす大きな影響についてさまざまな調査がおこなわれ、因果関係をめぐって国を挙げての議論がなされたことは、米国の自閉症児とその家族にとって、きわめて大きな意義のあることでした（この裁判の原告は個人ですが、ほかに集団訴訟もおこなわれています）。

注目すべきは、妊婦（母親）の体内に蓄積された水銀量です。元米国環境保護局（ＥＰＡ）の専門家は、妊婦の毛髪に含まれる水銀量がたとえ10ｐｐｍ以下であっても、胎児の正常な成長に悪影響を及ぼす可能性があると述べています。当たり前ですが、母親と胎児は胎盤でつながっていますから、胎児の汚染度（水銀量）は母親と大きく変わらないはずです。しかも、繰り返す予防接種によって母親の胎内に多くの水銀があれば、おのずとその子どもも水銀量が多くなります。もともと水銀量の多い子どもに予防接種をすれば、自閉症や多動になりやすくなるのは当然のことといえます。

〈参　考〉

次のＨＰに全米国自閉症協会（National Autism Association）のコメントが掲載されています。

http://www.nationalautismassociation.org/press022808.php

雑誌『タイム』の記事にも掲載 http://www.time.com/time/health/article/0,8599,1721109,00.html
『自閉症児を育てる（障害児と生きるすべての人に）』全米自閉症児親の会著（東京自閉症児親の会訳）
http://www.nucl.nagoya-u.ac.jp/~taco/machito-archive/bringup.html

ワクチンと自閉症の怪しいかかわりが見いだされるのは、各国の統計資料だけではありません。それ以上に説得力のある経験を、私たちホメオパスは持っているのです。

ホメオパシーは、そのアプローチ自体がクライアントの症状を生んでいる原因とつながっています。原因とみられるもの、たとえばＢＣＧやインフルエンザといった何らかのワクチンを希釈・振盪したレメディーを与えることで、好転反応が出るなら、まさにそれが原因であったことが証明されるのです。そういったシンプルさも、ホメオパシー的アプローチの強みです。

これが通常の医学で処方される化学的薬剤であれば、医師が常に口にする「しばらく様子をみてください」の間におびただしい種類の薬剤を試されることにもなりかねず、それらの薬剤がそれぞれの副反応（＝副作用）を生む可能性も大いにあるのです。

ホメオパシーでは、原因と疑われる物質を高度に希釈・振盪し、レメディーとして与え反応をみることで、原因を突き止めることが可能であり、さらに反応そのものが原因物質を排泄しようとする治癒のプロセスですから、病気そのものの改善へとつながります。しかも、原物質が存在しなくなるまで希釈しているので、副作用は全くありません。これほど合理的で経済的、かつ安全で根本的な療法は、ほかにはないのではないかと思います。重要なことは、子どもたちの現実から目をそむけず、彼らの苦しみをしっかりと見すえて、私たちが大人として何をなすべきか、大人の義務とは何であるのかをしっかり認識することです。

さて日ごろ、私はいわゆる「医原病」の恐ろしい実態を知っていただくために、講演会やセミナーの出席者の方に、ワクチンの医原病の一つ、アトピー性皮膚炎のケースをご紹介することが多くあります。アトピーは、その症状の推移が見た目にはっきりと確認できるからです。しかし、発達障害の問題は、カラー写真などで改善の推移が見てとれるわけではありません。

そこで次に、発達障害に関するホメオパシーのアプローチの詳細とその成果を、症例集として示します。

第2章
発達障害の症例集

症例① 自閉症、言語能力の遅滞（5歳・男児）

■特　徴

大声で奇声をあげる（あまりに大きいので周囲は頭が痛くなる）。動き回る。言うことを聞けない。座っていられない。走る。自分のやったことができないと怒る。切れて暴れる。パニックになる。言葉が少ない。会話が成り立たない。夜に眠らない。音に敏感。ぐるぐる回る。何でも口にいれる。大量に食べ、噛まずに飲み込む。体が柔らかすぎる。扁桃腺が腫れがちだが、ほとんど病気はない。高い所へ登りたがる。

■母親の妊娠中の行動と状況

・コーヒーを1日に1杯飲む
・つわり、吐気あり
・1歳の兄が抱っこをせがみ、臨月近くまで4階まで階段を抱っこして上る
・予定日の1カ月前に破水し、入院。1週間、張り止め薬（β2刺激剤―主要成分名＝リトドリン塩酸塩）の点滴をうける

・点滴を外した日に出産（8カ月、安産／2192g）
所見／アドレナリン型。胎教悪し。早期に張りがあったのは、リラックスできなかったこと、上の子を抱えすぎた重労働によるものと思われます。

■出生後の状況と予防接種歴
・母乳を飲むことができず、1カ月弱入院（その間、鼻からミルクを入れられる）
・出生後、すぐに肺炎のためのワクチン接種
・3カ月までに呼吸器系ウイルスワクチン（6回）接種
・4カ月　BCG接種
・5カ月　DPT接種
・7カ月　ポリオ接種
・8カ月　風疹、DPT接種
・9カ月　ポリオ接種
・10カ月　DPT接種
・1歳　麻疹、おたふくかぜ、DPT、日本脳炎、水疱瘡、インフルエンザ（3回）接種

・1歳6カ月　健診で言葉の遅れを指摘される、目線が合わない
・2歳　インフルエンザ（2回）接種のあと、奇声を上げるようになる
・2歳11カ月　自閉症と診断される
所見／ワクチン合計24回、母親の妊娠中の張り止め薬など、たくさんの人工毒がこの子に入っています。

◇2007年8月17日（1回目）
指示レメディー
①8種ワクチンレメディーコンビネーションチンクチャー
②抗マヤズムレメディー
③アルミナ（酸化アルミニウム）、マーキュリアス（水銀）
④モスカス（麝香（じゃこう））
※①～③のレメディーは発達障害の子どもには必ず指示します。
結果／夜中に眠れるようになる（以前は一度起きるとなかなか眠れなかったが、20分もあればすぐ眠れるようになる）。相変わらず高い所に登る。気に入らないと物を投げた

り、自分の頭を叩いたりする自傷行為が増える。

所見／改善する前には、必ずといっていいほど以前より暴れたり奇声を上げたりしますが、これはエネルギーが増加した結果で、好転反応の一つです。

◇2007年9月26日（2回目）
指示レメディー
①腸用レメディーコンビネーションチンクチャー
②8種ワクチンレメディーコンビネーションチンクチャー
③ストレス用レメディーコンビネーションチンクチャー
④抗マヤズムレメディー
※①～③のチンクチャーは、自閉症・多動の定番チンクチャーです。
結果／奇声が減る。物を投げる。ご飯をスプーンで食べられるようになる。午前4時に目覚め、母と兄の間に入りたがる。口につばを溜める。食べる量が増える。噛みついたりする。自閉傾向より多動傾向が増加。まだ高い所へ登る。

所見／発達障害の症状では自閉がいちばん多いのですが、私の経験上、自閉から多動のほ

う へ移行し、多動傾向が一時期ひどくなって最終的に落ち着くという流れがよく観察されました。したがって、今回の多動傾向の増加もよい方向だと思いました。

◇2007年12月17日（3回目）

指示レメディー

①神経サポートレメディー

②モスカス（麝香）、アルミナ（酸化アルミニウム）、マーキュリアス（水銀）

③腎臓サポート

④抗マヤズムレメディー

結果／奇声がさらに減る。夜中の2時30分ごろに起き、楽しそうに笑ってひとしきり一人で遊んだあと、再度5時から寝る。まだ高い所へ登る。落ち着きなく動く。「だっこ」「おんぶ」という意思表示が出てきた。

所見／また夜中に眠れなくなりましたが、奇声は上げていません。次に眠りの質をよくすることに注力しました。

◇２００8年2月11日（4回目）

指示レメディー

①チャイナ（キナ皮）

②ラックフェリナム（ネコの乳）

結果／夜ぐっすり眠るようになる。友人の家で遊び楽しかったらしく、帰宅を嫌がり兄と母を引っかく。ペッペッとつばを吐くが暴れない。言うことを聞くようになる。おとなしくなる。少しのあいだ座っていられるようになる。身長が伸びる。顔つきがしっかりしてくる。

◇２００8年5月16日（5回目）

指示レメディー

①アルミナ（酸化アルミニウム）

②リシン（狂犬病）

③ラックカナイアム（犬の乳）

◆解　説◆

8種ワクチンレメディーコンビネーションチンクチャーとモスカス（麝香）とアルミナ（酸化アルミニウム）とマーキュリアス（水銀）を中心にレメディーを指示しました。

アルミナとマーキュリアスを出したのは、この子の脳神経がアルミニウムと水銀に侵されていることがすぐにわかったからです。この子には「落ち着くことができない」「衝動的」「高い所に登りたがる」という特徴がありました。まるでおサルさんのように登りたがりましたから本当はサルのレメディーがいちばん近いのでしょうが、サルのレメディーはないので、高い所へ登りたがるジャコウジカの分泌物である麝香のレメディー、モスカスを指示しました。それで奇声を発することがなくなりました。そして、元気がよくなり、笑ったりもできるようになりました。ただし、なかなか夜に眠れない状態はまだ続いていました。その後、「つばを吐く」「不眠」「攻撃的」「ものごとを理解できない」というところをピックアップして、チャイナ（キナ皮）を指示しました。つばを吐いたり噛む子どもにはリシン（狂犬病）のレメディーも合います。

この子はほとんどすべての予防接種をしています。11種類ものワクチンを繰り返し接種したために、神経が損傷を受けたものと思われます。

ホメオパシーでようやく奇声をあげることがなくなり、おとなしく聞き分けもよくなってきたのですが、周りとの人間関係を理解するためにはアルミナのレメディーでさらにアルミニウムの排出を促進し、知能を高めていくことが大切です。

腸用レメディーコンビネーションチンクチャーは、アルファルファのマザーチンクチャーをベースに腸の問題に合うレメディーをコンビネーションしたチンクチャーです。ストレス用レメディーコンビネーションチンクチャーは、ハイペリカムのマザーチンクチャーをベースに神経の問題に合うレメディーをコンビネーションしたチンクチャーです。私の開発したこの2つのチンクチャーは、自閉症には必須のチンクチャーとなります（第3章「腸サポート」「ストレスサポート」参照）。

特に、腸は脳ととても密接に関係しています。脳を発達させるためには必ず腸のサポートが必要なのです。腸をしっかりさせないと、リッキーガットシンドロームといって、腸壁が開いたような状態になりかねません。そうなると、通常は腸壁を通るはずのない大きな分子のタンパク質など、いろいろなものが腸壁を通って血中に入り込んでしまい、アレルギーを起こす原因にもなります。また自閉症との関連が指摘されています。

症例② 自閉症、注意欠陥・多動性障害（ADHD）（5歳・男児）

■特　徴

扁平足（発達障害の子は偏平足が多い）。外斜視。歯ぎしり。頭をゴンゴン打つ。ずっと歌い続ける。リズムをとり、いつも体が動いている。

■母親の妊娠中の行動と状況

・3歳年上の兄もADHDで、塩酸メチルフェニデート製剤を使用

・以前に双子を流産したため出産に対する不安が強く、上の子の多動がひどいので、子どもがほしくなかった。全く胎教せず

・ダイエットタイプの発泡性清涼飲料を1ℓとハンバーガーを、ほぼ毎日とっていた

・毎週のように遊園地に遊びに行っていた

所見／アドレナリン型。胎教悪し。食生活に問題あり（ハンバーガーばかりではミネラル、ビタミンが不足する）。ダイエット飲料に入っているアスパルテーム（人工甘味料）の神経への悪影響。環境問題あり（遊園地の音楽や音）。

■出生前後の状況と予防接種歴

・37週　陣痛→破水、体重は2765g、予定日より2週間早く生まれる
・3カ月　外斜視と診断される
・6カ月　BCG接種。その後、呼んでも振り向かない、母親の目を見ない
・7〜9カ月　DPT（3回）接種
・10カ月　ポリオ接種
・1歳　はしか、インフルエンザ（2回）接種。その後、手を全く使わない、何も持たない、喃語（なんご）を話さない
・1歳6カ月　ポリオ接種。その後、目の動きがおかしい（→斜視の診断）。引っ越しのため、1週間母の実家に預けられる。その後、多動になり、手がつけられず、人の言うことを聞かない。一日の終わりには、力尽きたようにパタンと寝る
・1歳7カ月　日本脳炎接種
・1歳8カ月　日本脳炎接種
・1歳10カ月　DPT接種
・1歳11カ月　おたふくかぜ接種

・2歳　自閉症と診断される
熱性けいれん発症→ジクロフェナクナトリウム製剤を服用
滲出性中耳炎→薬で抑圧
・4歳　インフルエンザ接種
・5歳　始終テンポの速い歌を歌い、踊る。興奮状態、一日中歯ぎしりをする
所見／予防接種14回。テンポの速い歌を歌うのは、胎児期に母親が遊園地へ行き、テンポの速い音を聞いていたためと思われます。

◇2007年7月26日（1回目）
指示レメディー
①8種ワクチンレメディーコンビネーションチンクチャー
②アドレナリン
③アスパルテーム（人工甘味料）
結果／歌が止まる。8種ワクチンレメディーコンビネーションチンクチャーをとったあとにぐっすり寝る。とてもおとなしくなり、落ち着く。問いかけに答えるようになる。

歯ぎしりが減る。集中できる時間が増える。言葉が出る。歯が生え替わる。外斜視が減る。まだ扁平足。

所見／レメディーをとって寝るというのはとてもいい兆候です。睡眠で鋭気を養っているわけです。

◇２００７年10月４日（２回目）

指示レメディー

①腸用レメディーコンビネーションチンクチャー

②８種ワクチンレメディーコンビネーションチンクチャー

③ストレス用レメディーコンビネーションチンクチャー

結果／38～39℃の発熱があり、舌小帯（舌の裏側にある筋）が１センチくらい自然に切れる。気力や記憶力が大きく改善し、お母さんも喜んでいた。その後、再度39・６℃の熱が出る。「ママどこ?」とか、自閉症児がふつうはあまり言わないような言葉を発して、家族とコミュニケーションがとれるようになってきた。コミュニケーション能力だけではなく、記憶力などもとても向上する。字をきちんと書く。しっかり相手を見るようになり、視線が安定する。人から何かをもらうと、「ありがとうございます」ときちんとお礼を述べるようになる。人を注意深く見るようになる。

所見／たった2回の相談でここまで改善したということです。「少しずつですけれど、今日はこれができた、今日はこれを書いた……と、毎日のように進歩があって、小さな喜びがある」とお母さんはおっしゃるのです。

注目すべきなのは、8種ワクチンレメディーコンビネーションチンクチャーを飲んでいるうちに、舌小帯が1センチも切れたことです。この子はもともと舌小帯が短い舌小帯短縮症でした。自閉症や多動の子どもには舌の問題が割合多く、舌小帯を手術で切らなければならないことが多いのですが、この子の場合は切っていませんでした。しかし、ワクチンレメディーをとることで自然に1センチも切れたのです。それによって舌がまわるようになり、ふつうにしゃべれるようになったのです。これには私もびっくりしました。1センチも切れて潰瘍になっていましたので、すごく痛かったようです。この子はふだんは痛みに鈍感なのですが、このときばかりは、痛い、痛いと言っていたそうです。

舌の動きをつかさどる脳の発達が進むことで会話もできるようになり、たった2回の相談で、この子は状況判断もできるようになったのです。

「クネクネ」「ネバネバ」と書けるようになり、私に「紙をください」と言い、私が紙をあげると「ありがとう」と言ったので、本当にうれしかったです。

残っている症状として、「何でも口に入れ舌をいじる」「マスターベーションが増える」「凶暴になることが多くなる」があります。

◇2008年2月14日（3回目）
指示レメディー
①ブーフォ（ヒキガエル）
結果と所見／ブーフォはマスターベーションや舌の問題、繰り返し同じことをする、脳の発達障害、理解してもらえないと怒る、という症状に合うレメディーです。

このレメディーをとってもらっているときのDVDを見て私は驚きました。先生の言うことをしっかりと聞き、先生が「青いクレパスで」と言うと青で、「緑のクレパスを」と言うと緑で描いているのです。そして、できあがったときに、「やった」とばかりパンと先生と手を合わせてうれしそうな言動をしたのです。描く喜びがわかったようです。

同じくブーフォをとってもらっている最中にまた熱が出て、後半に2、3回ほど奇声を上げたりしましたが、今はそれも止まりました。マスターベーションの癖はブーフォをとり終えたころに止まったようです。

今ははっきりとしゃべり、コミュニケーションがとれるようになり、さらに身長も伸びました。しかし、母親が怒ったり注意したりすると、親に同調して怒り始めるなど、環境に影響されやすい傾向が残っています。

◆解　説◆

この子が生まれる前後の様子をみると、やはり脳に障害を受けている可能性があり、脳神経への刺激を緩和するためにハミングをすると考えられます。チックになったり、口に指を突っ込んだりするのも、同じように脳神経への刺激を緩和するためと考えられます。

脳内では神経パルス（電気信号）を生じますが、この子たちは神経系に水銀が入ってしまったことで、神経パルスに悪影響が出ているのではないかと思われます。そのため脳神経への刺激を緩和させるための方法が不可欠で、マスターベーションとかチックとか、頭をゴンゴン壁などに打ちつけるといった行動で緩和させているのです。ですから、子どもがマスターベーションするから、チックだから、爪を噛むからといって、怒ったり無理やり止めるようなことをしては絶対にいけません。さもないと、この子どもたちは神経パルスの刺激を緩和する方法がなくなって、脳障害を起こすことになると思います。発熱時に解熱剤で熱を抑圧すると、脳症になってしまうのと同じことです。彼らにとって、マスターベーションやチックは一種の排泄行為なのです。この子の場合は常に歌を歌う傾向があって、始終ハミングしているのが特徴的でした。この子の3つ上の兄も注意欠陥・多動障害（ADHD）の傾向があって、塩酸メチルフェニデート注の製剤を処方されていました。しかし相談にきた弟のほうは、この徐放性の中枢神経興奮剤*を使っていませんでしたので、治癒がとっても早かったのです。

注——塩酸メチルフェニデート（麻薬のアンフェタミンに近いもの）
塩酸メチルフェニデートは、いわゆる一般名（成分名）で、同成分の薬でも製造会社ごとに商品名が異なり、リタリンという名のものもあります。向精神薬のなかでも厳しく管理されており、精神活動を高める興奮剤の一種で（中枢神経興奮剤）、一般製剤のものと徐放性製剤のものがあります。承認されている適応症はそれぞれ異なり、一般製剤の適応症は「ナルコレプシー」、徐放性製剤の適応症は「小児期の注意欠陥・多動症（ADHD）」です。なお、一部医師の安易な処方による薬物乱用や依存症が問題となり、一般製剤の適応症から「うつ病」が削除されました（２００７年10月）。

＊徐放性製剤――医薬品が体内に入ってから薬効成分が少しずつ溶け出すように工夫された製剤のこと。薬効作用を長く持続させられることや、服用後に薬物の血中濃度が急激に上昇しないために副作用を少なくできるとされます。

実はこの子の妊娠前に、お母さんは双子を流産しており、この子の出産にはあまり前向きでなかったというのです。また、お母さんには摂食障害があり、毎日のようにダイエット〇〇という発泡性清涼飲料を１〜２ℓも飲み、ハンバーガーを食べていました。そして毎週、〇〇ランドに遊びに行っていたというのです。これはアメリカ病です。

出産前に、母親はビタミンKの注射をされ、この子もビタミンKの飲み物を２回入れられています。胎児のときにビタミンKを入れられると、生まれた子は溶血性の貧血になる恐れがあります。またのちに、骨髄がおかしくなるかもしれません。ですから、生まれたばかりの子にビタミンKを入れてはいけないのです。

私は臨床経験から、発泡性清涼飲料のダイエット〇〇に含まれる「アスパルテーム」という人工甘味料が、子どもたちの神経を立たせることを経験的に知っているので、それを希釈・振盪したアスパルテームのレメディーを指示しました。

また、お母さんは妊娠中にいつも○○ランドへ行き、チャッチャカチャカチャカという騒々しい音を聞き続けていました。もちろん、胎児もこれを聞いていたのです。そのために、この子のアドレナリンが上がっていたと思われます。これに対しては、アドレナリンのレメディーを指示しました。この子の場合は特に、8種ワクチンレメディーコンビネーションチンクチャーを繰り返しとってもらいました。

また、この子のお母さんから「妊娠中に毎日コーヒーを8杯も飲んでいた」と聞き、それならお腹の子も興奮してしまうわけだと思いました。

レメディーを出していくうちに、大きな音を聞いたり怒られてストレスを受けるとビクつく、マスターベーションする、というこの子本来の特徴が表面化してきました。このとき私は、状況がもう一段階ステップアップしたことがわかったので、舌の問題とマスターベーションに対して、ブーフォというヒキガエルのレメディーを指示したわけです。

私たちのようなプラクティカルホメオパシー（実践主義的ホメオパシー）について、クラシカルホメオパシーの人々は、ホメオパシーの教義を守らずどんどん複数のレメディーを出したりコンビネーションにしていると、批判します（といっても、その教義とは、ハーネマンの教義とはかけ離れたケントの教義なのですが……）。しかし、こうやってタマネギの皮をむくようにどんどん手前にある症状を取っていって、ついに医原病のふたをはぎ取ったあとには、この子に必要な中核がおのずと出てくるものなのです。この子の場合はそれがブーフォだったわけです。それで最後に、クラシカルのホメオパスがするようにブーフォのレメディーだけを単一で出したわけです。

ブーフォはヒキガエルのレメディーです。このレメディーは、てんかんや脳神経の問題、自閉症、凶暴性、神経が立っている、統合失調症などに合うレメディーです。特に、セラトニンやドーパミンなどリラックスモードのホルモンが出ないときに、このブーフォはとても合います。

ブーフォのレメディーが必要な子どもは、舌を突き出したり、舌が短かったり、自分の指で舌をさわって遊んだりする傾向があります。さらにブーフォは、マスターベーションする傾向もあります。しかし、この子がもともと持っているこれらの傾向を見いだすには、医原病のふたを取らなければなりませんでした。

また、ヒキガエルのレメディーであるブーフォは、水銀中毒にも合います。ヒキガエルというのは面白い動物なのです。ふつう水銀値の高い所ではどんな動物も死んでしまうのですが、このヒキガエルだけは水銀値の高い湖の中でも平気で生きているのです。つまり、ヒキガエルは水銀を無毒化できる能力を持っているのです。

結局、6カ月間でこの子は本当によくなりまして、お母さんはものすごく喜んでくれました。

この子には今、サイマスグランド（胸腺）のレメディーをとってもらっています。このレメディーは「自分自身が誰であるかがわからない」「免疫力低下」に合います。また乳歯から永久歯への生え替わりを促します。永久歯が生えてくるためには親や先祖から受け継いだ体内の老廃物をきれいにする必要があり、そのために子どもたちは突然湿疹を起こしたり、子どものかかる病気にかかったり、熱を出したり、中耳炎になったりして、この古い老廃物を排出しているのです。

予防接種は免疫中枢である胸腺の働きを著しく狂わせ、早いうちに胸腺を萎縮させてしまうため、子どもたちは体がまだ幼いうちに、思春期の若者並みに感覚だけが早熟になってしまいます。そうなると、感覚の過敏さゆえに、あらゆる環境の刺激を激しく受け止めるようになってしまうのです。そして、それを処理する能力がまだ備わっていないために周囲に異常に敏感になり、多動になり、ひどい場合は、外の環境を断ち切る最も重い病気、自閉症になってしまうのです（第6章「胸腺の異常は精神発達にもダメージを与える」参照）。

症例③　言語能力遅滞（9歳・男児）

■特　徴

てんかん。団体行動ができない。過食（そのため太っている）。偏食。3歳半で1歳半の知能、5歳半で2歳半の知能と言われた。つばを吐く。高所に登る。音楽で体が動く。嫌なことがあると体ごとぶつかる。つばを何にでもつける。ナイフで食べ物を切るのが好き。牛が角を突き合わせるように自分と人の頭と頭をくっつける。突然大声が出る。

■母親の妊娠中の行動と状況

・鉄剤をとる（妊娠3～10カ月）
・甘いものを好む
・仕事が忙しくストレスが多かった。胎教はあまりしていない
・自分の母親との葛藤もあり、助けがない状態だった

所見／アドレナリン型。胎教悪し。緊張型。

■出生後の状況と予防接種歴

・安産　３３９０ｇ、母乳が出ずミルクのみ

・０歳　ツベルクリン、ＢＣＧ、ＤＰＴ（4回）、日本脳炎（3回）接種

・１歳　母親が仕事に復職し祖母が面倒をみる。熱が出やすく、そのたびに解熱剤を飲まされていた

　　ポリオ（2回）接種

・３歳　児童相談所で知能判定（1歳半という結果）

・４歳　このころから急激に太り始める

・５歳半　知能判定の評価変わらず、過食・偏食、言葉の遅れ、団体行動は無理、母親の実家に行くと家の中へ入ろうとしない（この子と祖母の関係はうまくいっていなかった）

所見／予防接種11回、解熱剤の多用、胎児期の鉄剤に問題あり。

◇２００７年8月22日（1回目）

指示レメディー

①８種ワクチンレメディーコンビネーションチンクチャー

②アルミナ（酸化アルミニウム）、マーキュリアス（水銀）、ラックデフロラータム（牛の乳）
③鉄剤の害に合うレメディー
④抗マヤズムレメディー

この子が私の相談に来たときは9歳で、言語能力の遅れと暴力的な面がありました。物を叩いたり投げつけたり、ナイフを持ちたい、それで切りたいという欲求があり、食べ物を切っていました。今は食べ物を切るという行為がこの子には必要であると思われます。この部分には、酸化アルミニウムのレメディー、アルミナが必要になります。アルミナは、知能が遅れたナイフを持ちたいという子どもにとても合います。

この子のお母さんの職場は金融関係で、妊娠中に毎日やっていた仕事はお金を数えることでした。ですから、この子はお金に関心があって、お金を数えたりコインを並べたりする遊びがいちばん好きなのだと思います。おなかの中の子どもは母親の意識の影響を受けますので、仕事でやっていることがそのまま胎教になってしまいます。ですから、妊娠期も後半になったら、おなかの胎児に愛情をもって意識を向け、語りかけることが何より大切です。「お母さんのところに来てくれて、ありがとう」という胎教をすることが大切なのです。この子の母親も、ほかの自閉の子どもたちの母親と同様に、それがあまりできていませんでした。また、この子が1歳半になったとき、お母さんはこの子を祖母に預けて会社に戻ってしまったわけです。

もちろん、この子も8種類の予防接種をしていました。それにこの子は毎日2ℓもの牛乳を飲むというので驚きました。最近ではずいぶん知られてきたことですが、牛乳にはいろいろと問題点があり、このような子どもにはそもそも合わないわけです。そこで牛乳のレメディー、ラックデフロラータムを指示すると同時に、水銀のレメディー、マーキュリアスと酸化アルミニウムのレメディー、アルミナを指示しました。

結果／おとなしくなり、言うことを聞くようになる。自分の机に座っていられるようになる。てんかんが止まる。奇声をあげることが減っていき、穏やかになる。絵を描くことができるようになるが、会話はまだできていないし、足をドンドン踏みならしている状態。次回から自閉症用のコンビネーションチンクチャー（腸用とストレス用レメディーコンビネーションチンクチャー）に切り替える。

以前はマジックで絵を描いていたため、机にマジックがつき消えずに困っていたが、色鉛筆やボールペンに替わる。まだ突然大声が出ることがある。ナイフで切ることが好き。手を切っても泣かず、痛まないように見える。お金を出して遊ぶ。部屋の電気をすべてつけたがる。おねしょがひどい。

◇2007年9月21日（2回目）

指示レメディー

①8種ワクチンレメディーコンビネーションチンクチャー

②ラックカナイアム（犬の乳）

③腸用レメディーコンビネーションチンクチャー

④ストレス用レメディーコンビネーションチンクチャー

結果／足を踏みならすことが減る。少し落ち着く。レメディーが終わって3日後に突然走り出し、それが2～3時間続く。レメディーが終わってから3日間は人に噛みついたり物を投げたりする。睡眠不足になる。

所見／人に噛みついたり物を投げたりするのは、一時的な好転反応であり、抑えつけられた怒りや恐怖の感情の表れだったりします。

◇２００７年10月26日（３回目）
指示レメディー
①腸用レメディーコンビネーションチンクチャー＋肝臓・胆嚢サポート
②ストレス用コンビネーションチンクチャー＋腎臓サポート
結果／「怖い～」と言って物を叩くような行為が減る。さらにおとなしくなり、牛乳を飲む量も減る。夜尿症が減る。つばを吐く。ソファーに寝て、食べてヘラヘラ笑う。足でドンドン壁を蹴ることがいまだにある。性器を触る。過食は減らない。

◇２００７年12月20日（４回目）
指示レメディー
①ストレス用コンビネーションチンクチャー＋リシン（狂犬病）、ブーフォ（ヒキガエル）
②抗マヤズムレメディー
③腎臓サポート
④脾臓サポート
結果／食物の名前を書くことができるようになる。読むこともできるようになる。足　を

踏みならすことが減る。

◇2008年3月3日（5回目）

5回目の相談にきたころには、おとなしく人の話を聞いていました。そして、私が吹き出物にホメオパシー版のカレンデュラ軟膏を塗ってあげようとすると、自分から手を出し、おとなしく塗らせてくれました。

また、このときには字が書けるまでに改善していました。ただし、便が不随意に出るようになってしまいました（この傾向は脳がしっかりすると止まっていきます）。

指示レメディー

①バレチュームアルバム（バイケイソウ）

②カルカーブ（牡蠣の殻）、ハイペリカム（セイヨウオトギリソウ）

③腎臓サポート

④脳サポート

結果／行動が突然止まることがなくなる。

本人の意識しない大声がなくなる。動き回る癖もほとんど解消する。夜9時に眠れる

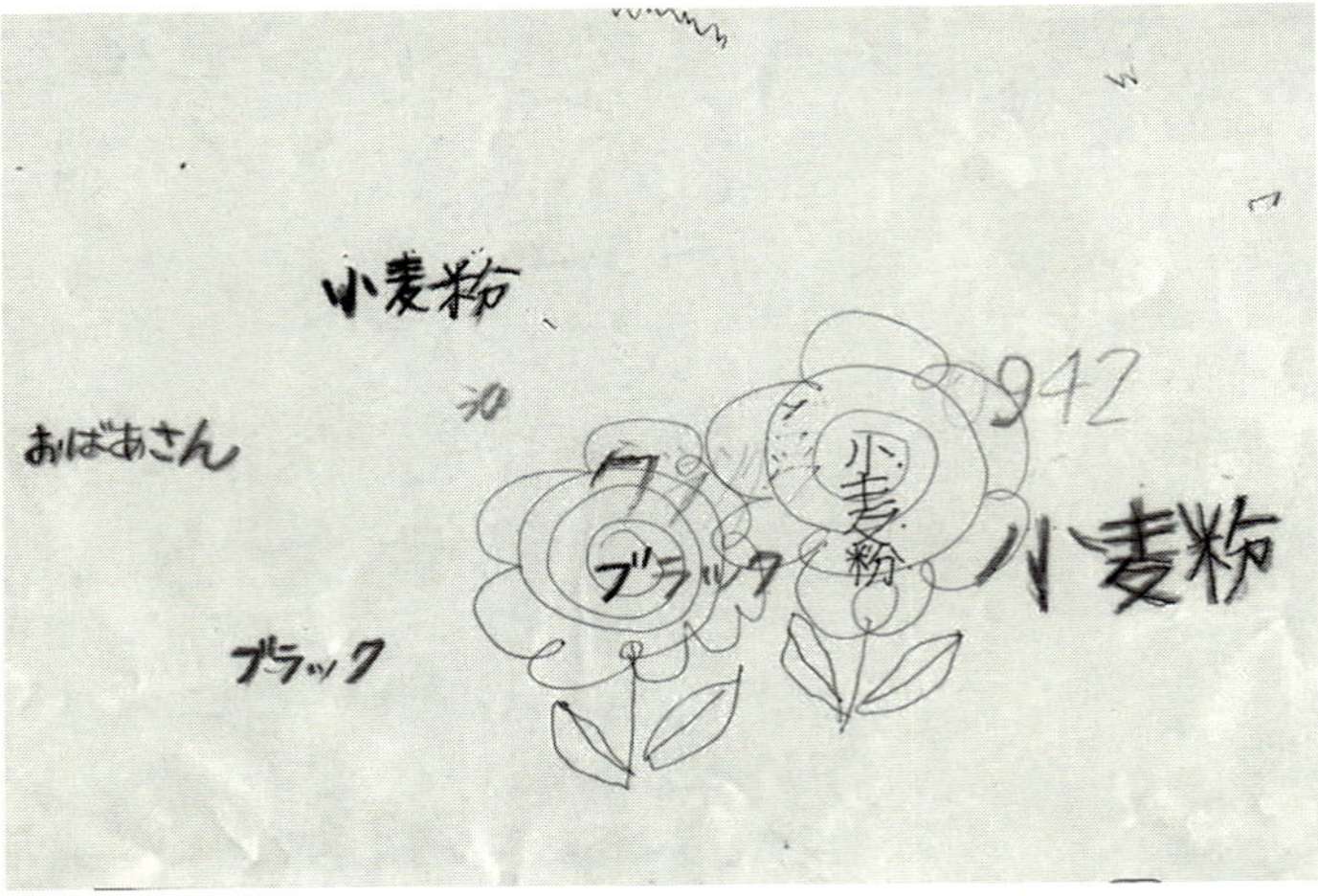

ようになる。ただし、朝もなかなか起きず、ここにきて今までの疲れを眠りで解消しているのかもしれない。顔にいっぱい吹き出物が出て治りにくい（皮膚に出ることは大変よいことです）。

その後、4月16日に再度アルミナを中心としたレメディーを出し、その結果、知能が上がり、漢字も書けるようになりました（上掲の写真参照）。ずいぶん落ち着きおとなしくなったそうです。今もアルミナをどんどんとらせているところです。

◆解　説◆

この子の場合は、当初はとても暴力的で、食べて食べて食べまくる状態でした。とにかく、始終口の中に何か入っていないとだめなわけです。それに、ナイフが好きで、ナイフでいろいろカットしたい、お料理をしたい、すべてカットしないと気がすまない、高い所に行きたい、つばを吐く、パニックになる、そして……毎日2ℓの牛乳を飲む、という症状がありました。

この子は最初、とても大きな声を出していました。これは明らかに頭が痛いのです。頭が痛いから大声で絶叫していなければならなくて、頭を抱えていたわけです。そこで水銀のマーキュリアスと酸化アルミニウムのアルミナのレメディーを指示し、さらに8種ワクチンレメディーコンビネーションチンクチャーを指示しました。

この子は知能の遅れが特徴的であり、そのうえナイフが好きなところなど、アルミニウムの特徴も目立っていましたので、繰り返しアルミナを指示しています。アルミナをどんどん指示したあとに、ブーフォのレメディーを指示しました。このブーフォのレメディーを指示したのは、この子も前述の子と同じく、マスターベーションをするからです。また脳の発達のためにも、このヒキガエルのレメディーはよいと考えました。

発達障害の子どもたちに関しては、マーキュリアス、アルミナ、8種ワクチンレメディーコンビネーションチンクチャーを指示し、ワクチンの害がある程度とれた段階でブーフォを指示する、というケースはよくあります。マスターベーションも気持ちを楽にするための一つの緩和剤ですから無理に止めるのではなく、レメディーの刺激を受け、自発的に、マスターベーションでエネルギーが使い果たされることがないようにすることが大切なのです。

残った問題は、よくつばを吐くことです。これを改善させることが大切になります。そして、脳をしっかりさせなければなりません。特に、脳内の視床下部が大事になります。また、視床下部には「満腹中枢」と呼ばれる部分があり、ここがうまく機能しないと満腹感が得られないのです。そういう面もサポートするために、バレチュームアルバム（バイケイソウ）を指示しました。また、このレメディーは不随意の便にも合います。そうして、この子も少しずつ、人とのコミュニケーションがとれるようになっていきました。

このように、アルミナ、マーキュリアス、8種のワクチンレメディーコンビネーションチンクチャー、腸用・ストレス用レメディーコンビネーションチンクチャーを指示するアプローチによって、比較的短期間で、目に見えて改善していくという現実を理解していただきたいと思います。健常なほかの子と比較するのではなく、この子の成長を見つめているると、この子はこの子なりにすばらしい成長を遂げていることがわかると思うのです。もう、かつての凶暴さはなくなりました。

症例④　自閉症、重度の言語能力遅滞、注意欠陥・多動性障害（ADHD）（8歳・男児）

■特　徴

てんかん。ずっと動いていて、目で見たものはすぐに触りたがる。「あ」とか「い」とかしか言えず、全く会話にならない。ほかの子どもと全然遊べない。生まれたとき、鼻の頭に大きな穴が開いていた。舌が短いが、突き出ている。心臓に穴があると言われたが、1カ月検診では大丈夫だった。歩かず走る。マスターベーションをする。ずっと手を激しく動かし続け、ゲームをする。

■母親の妊娠中の行動と状況

・歯に詰め物をした
・貧血のため鉄剤を服用した
・張り止め薬を服用した
・妊娠中毒症のため陣痛促進剤を使用した

見知らぬ地へ嫁に行き、頼れる人が誰もおらず、初めての子どもで不安だった。妊娠5

カ月のときにコンサートへ行き出血したが、何とか止まった。出産は予定日より1週間早かったただけなのに、2150gと小さかった
所見／アドレナリン型。誰からも助けがなく不安、心配性。

■出生後の状況と予防接種歴

・生まれたとき、鼻の頭に大きな穴が開いていた
・1週間、保育器に入る
・3日目に黄疸になり、紫外線療法を受ける
・多血症と診断されて、ブドウ糖を手足に点滴される
・3カ月まで粉ミルク（あまり飲まない）
・4カ月　BCG接種
・6カ月　発熱→下痢、耳垂れ、吐き下しで脱水症状→入院（点滴3日間）
　ポリオ接種。1m下のコンクリートに顔から落ちたことがある
・1歳　腸炎で吐き下し→1週間入院
　ポリオ接種。よく動き回る

・1歳2カ月　麻疹接種
・1歳半　中耳炎、突発疹→ステロイド剤と亜鉛華軟膏塗布
・1歳半〜2歳　中耳炎を繰り返して、そのつど鼓膜切開。麻酔
・2歳　妹の誕生、少し出ていた言葉が消える、歩き出し、耳炎、多動になる
・2歳2〜4カ月　DPT（3回）接種→腕から肩まで腫れる
・2歳6カ月　水疱瘡接種
・2歳8カ月　おたふくかぜ接種
・3歳　自閉症・注意欠陥多動性障害と診断される。性器を触る
　インフルエンザにかかり3日間の高熱
・3歳2カ月　DPT接種
・3歳7カ月　日本脳炎（2回）接種
・3歳11カ月　インフルエンザ（2回）接種
・4歳　手足口病を薬で抑圧、このころから口内炎
・4歳9カ月　あごの下を打って2針縫う、麻酔
・5歳　太腿を犬にかまれる

・6歳　脳を発達させるために頭蓋骨を広げる手術（全身麻酔）＋頭蓋骨にボルトを入れる手術、そのあとにボルトを除去する手術（全身麻酔）をする
・7歳　同じ歳の子とコミュニケーションがとれない
所見／予防接種11回、2回の頭部の大手術、麻酔5回、軟膏での症状の抑圧などがある。

◇2006年3月1日
指示レメディー
①抗マヤズムレメディー
②ジンカムミュア（塩化亜鉛）、コーチゾン（コルチゾン）、マーキュリアス（水銀）、ケーライアルミナソーファー（ミョウバン）
③ネオン（ネオンガス）
結果／鼻の上から膿が出る。鼻にできものができる（生まれたときに穴が開いていたところ）。鼻の上に毛が5～6本生え、その後抜ける。鼻水が10日間続いた。性器を触る。天井に向かって格闘技をする。

◇2006年5月31日

指示レメディー

①アーニカ（ウサギギク）

②ブーフォ（ヒキガエル）

③ファーランメット（鉄）

結果／笑うことができるようになる。自分が怒られていないのに、人が怒られていると泣くようになる。そして、怒っている人に対して怒るようになる。母親を手招きで呼ぶようになる。しかし、多動や注意力不足は変わらない。

◇2007年5月9日

指示レメディー

①キュープロムアーセニカム（亜ヒ酸銅）

②抗マヤズムレメディー

③ブーフォ（ヒキガエル）、カナビスサティーバ（麻）

結果／鼻血が出る。咳とともに痰や血の塊を吐く。発熱。お母さんと呼ぶようになる。しかし、自分が気に入らないと怒って噛みつくので、母親の足はあざだらけになった。言葉があまり出ないので、意思が通じず噛むのかもしれない、と母親が言う。

◇２００７年６月27日
指示レメディー
①８種ワクチンレメディーコンビネーションチンクチャー
②リシン（狂犬病）
③抗マヤズムレメディー
結果／自我意識が出てきて、自分の意思を示すようになる。自分の思い通りにならないと怒って叩いたり、人を噛む、包丁を向けるなどする。このままいけば家庭内暴力になると心配。この子の妹も怖がっている。この子は父親からいつも怒られている。父親からはあまり受け入れられていない。

◇２００７年７月11日
指示レメディー（臨時）

①アルミナ（酸化アルミニウム）＋マーキュリアス（水銀）＋スフィライナム（梅毒）

ナイフや刃物を持つのはアルミニウムと水銀の害が疑われるので、すぐにこれらのレメディーを送り、とらせるよう指示。とらない場合は水に入れてスプレーするよう指示。事件を起こさないようにするためにも、早くこれらのレメディーをとらせることが必要です。アルミニウムや水銀が脳神経から排出される最中に、このように凶暴になることがありますが、すぐにアルミナとマーキュリアス、そして必要であればスフィライナムをリピートしてとることによって、大事には至らないのです。

◇２００７年８月12日

指示レメディー

①８種ワクチンレメディーコンビネーションチンクチャー

②腸用レメディーコンビネーションチンクチャー

③ストレス用レメディーコンビネーションチンクチャー

④腎臓サポート

結果／胸や腹にじんましんが出る（３日間）。水虫が足に広がる（これは大変よいこと）。

コミュニケーションがとれるようになる。穏やかになり、やさしくなった。犬をかわいがる。私に自分の犬の名前を言い、携帯からその犬の写真をみせる。私が「かわいい」と言うとにっこり笑った。感情がどんどん出てきている。手術した頭部の凹みが減った。父親のこの子への理解がなく、よく怒られることが母親としてはかわいそうに思う。視線もしっかりしてきた。

◇2007年9月27日
大変よくなったので、前回と同じレメディーをもう1回指示
結果／生あくびをよくする。少しのことで怒る。母親が怒ると怒り返す。じんましんがたくさん出た。水虫はどんどんひどくなる。

◇2007年12月1日
指示レメディー
①アーニカチンクチャー+スタフィサグリア（ヒエンソウ）
②抗マヤズムのレメディー

③腎臓サポート＋リシン（狂犬病）
④肝臓サポート＋ブーフォ（ヒキガエル）

◆解　説◆

この子は3歳のときに、医師から自閉症と多動を指摘されています。精神遅滞（知的障害）もみられ、言語能力にも遅れがありました。お母さんは妊娠中、貧血のための鉄剤、張り止め薬をとり、歯科治療では歯に詰め物も入れていました。さらに、妊娠中毒症になったので陣痛促進剤を入れました。こうして、この子は薬まみれの状態で生まれてきたわけです。

さらにこの子は、頭蓋骨を大きくするための手術をしています。この子の精神遅滞の原因は頭蓋骨が小さいからではないかと、お医者さんが指摘したからです。頭蓋骨にすき間をあけてサイズを大きくし、脳が収まる容量を増やそうとしたわけです。最初の手術は6歳のときで、のちに、埋め込んだボルトを取るための手術をもう1回やっています。合計で2回、頭蓋骨の大手術をしているのです。

初めて私のところへ相談にきたときは、手術をしたにもかかわらず脳はそれほど発達していないようで、それどころか頭の泉門のところがボコボコに引っ込んでいました。そこにすき間をあけられているので、ちょっと指を突っ込むとプヨプヨしているような感触がありました。それにしても、知能が発達しないからといって頭蓋骨にすき間を入れるというのはどうなのでしょう。本質は、そういう問題ではないのではないでしょうか？　頭蓋骨を広げる手術はこの子に大変負荷がかかったはずです。そのためと思われますが、この子の治癒はほかの子どもより緩慢でした。

この子は、レメディーをとるようになってから、台所の包丁を手に持ってお母さんを威嚇するようなしぐさをしたというので、この子が人を刺したりしないように、私は臨時で酸化アルミニウムのレメディーであるアルミナをどんどんとるように指示しました。とにかく、体の中に蓄積されている水銀やアルミニウムを排出しなければ暴力的になる傾向がありますから、できるだけ早く排出するようにしなければなりません。

ジンカムミュア（塩化亜鉛）の細胞活性ティッシュソルト（生命組織塩）を指示した理由は、この子が最初のころ、ハアハアと言いながらずっと手を動かしゲームをしたり、足を床などに打ち続ける様子を見て、これは亜鉛が足りない状態を示していると思ったからです。亜鉛が不足したのはストレスが多いためです。ストレスが多いと、体は体内にある亜鉛を使ってストレスを緩和しようとします。特に自閉症や多動の子どもたちは、自分の中にあるストレスを緩和するために、体内の亜鉛を使わざるをえないのです。

この子はステロイドも使ったということなので、コーチゾン（コルチゾン）のレメディーも出しました。また、カーシノシンという、癌細胞を希釈・振盪してつくられたレメディーをマヤズム療法として指示しました。この子の場合は、はじめからマヤズム療法をおこなっています。なぜなら、この子は促進剤、予防接種、ステロイドなど、あまりに多くの薬剤を入れられてきたために、血液中が異常な状態になってしまっていて、敗血症や毒血症になっていた可能性があったからです。

ですから当然、血液をきれいにしなければなりません。カーシノシンを指示して、またここでもアルミナとマーキュリアスのコンビネーションレメディーを指示しています。これは、自閉や多動、アスペルガーの子どもたちには必要なレメディーです。

そしてネオンという、キラキラ光るネオンガスを希釈・振盪したレメディーを指示しました。この子は、キラキラ光るものやコンピュータのディスプレイの中のピカピカするものにとても敏感に反応するからです。ネオンは自閉傾向にもとてもよく合うレメディーです。

　またここで、私は8種のワクチンレメディーコンビネーションチンクチャーと自閉症用チンクチャー（腸用・ストレス用レメディーコンビネーションチンクチャー）を指示しました。これは腸の問題、自閉症のストレスの問題などへの対応です。

　ただ、そうしているうちに、この子が交通事故に遭うということがありました。多動の傾向が出てきたのかなと、私は思いました。それからのち、次第によくなってきていたときにも、人や物を噛んだり、叩いたり、ナイフを持ち出したりしたのです。万が一のことがあってはいけないと思い、アルミナとマーキュリアスをコンビネーションにしたレメディーを再び臨時で指示しました。これは人を破壊的にしてしまう梅毒マヤズム傾向に対するものです。

　それでかなり落ち着いてきましたが、今度は水虫がどんどん出てくるようになりました。水虫が出てくるのは排泄ですからよいことです。水虫で体毒を外に出すことで、どんどんよくなるわけです。それによって、この子はかなり落ち着きをみせてきました。穏やかになり、感情も豊かになってきました。また、レメディーだけでなく、動物を飼ってあげることは、自閉や多動の子どもの神経をやわらげるのに役立つでしょう。

そして、この子の父親がもう少し、この子に対して理解があるといいと思うのですが、親としては、一日も早く言うことを聞けるようになってほしいのでしょう。この子にはこれから、まだまだ多くのレメディーが必要になります。

症例⑤　自閉症、てんかん傾向、脳の異常（8歳・男児）

■特　徴

アトピー性皮膚炎があり、かゆみで不眠。今は興奮のためか不眠。一日中ビデオを見ていると機嫌がいいので、見せて放って置いた。徐々に目が合わなくなって、呼んでも振り向かない。自閉症のための療育に通うが、泣いて嫌がり、慣れるまで1年かかった。手をヒラヒラさせる。ネオンを見るのが好き。電子音が好き。月や星をうっとりと見る。泣けない。手が汚れるのが嫌い。音に敏感。ロボットのような子ども。愛情を示してもわからない。

■母親の妊娠中の行動と状況

・不妊治療（ホルモン剤）
・体外受精（凍結精子使用）で妊娠
・張り止め薬（β2刺激剤―主要成分名＝リトドリン塩酸塩）で流産防止（3カ月間）
・歯茎の痛み止めの治療（妊娠8カ月目）

所見／アドレナリン型。この子が自閉と診断されてからは、夫婦間、兄弟間、義母との関係が悪くなり、この子にかなり悪影響を与えたと思われます。体外受精や不妊治療で生まれた子どもは、すでに薬害があるため、予防接種をするとすぐに悪影響を受け、多動や自閉になりやすくなります。

■出生後の状況と予防接種歴

・出産時はいきまず我慢した、破水して自然分娩
・母乳を吸う力が弱く、よく泣く
・3カ月　ＢＣＧ接種
・6カ月　ポリオ接種
・8カ月　粉ミルク＋離乳食
・1歳　ポリオ接種
・1歳2カ月　インフルエンザにかかる（41℃の発熱）、点滴の解熱剤でけいれんが生じ、これをけいれん止めで止める。翌日になって抗インフルエンザ・ウイルス薬（リン酸オセルタミビル製剤）を服用、その後、名前を呼んでも反応しない、笑わない、廃人

のようになる。また、アトピー性皮膚炎を発症し、鍼治療やステロイド剤を使用した治療を試みる

・1歳　健康診断で自閉症と言われる、何も話さない、呼びかけても答えない
・2歳　DPT、麻疹接種
・2歳2～3カ月　DPT（2回）接種
・3歳　風疹接種
・3歳3カ月　DPT接種
・4～5歳　日本脳炎（3回）接種
・7歳　自閉症と診断される

所見／予防接種14回、薬8回以上。

◇2006年5月26日

指示レメディー

①マーキュリアスアイオダムルバー（重ヨウ化水銀）、フォサック（リン酸）
②ハイドロジェン（水素）、ネオン（ネオンガス）、ミガーレ（キューバグモ）

③ワクチンレメディー（①日本脳炎　②ＤＰＴ　③ＭＭＲ　④ポリオ　⑤ＢＣＧを、１種類ずつ順番に指示）

この子が初めて相談にきたときは8歳でした。自閉症で、てんかんの傾向があり、脳波に異常があるということでした。お母さんからいろいろ話を聞いて、この子の抱えている問題には実に多くの側面があることを知りました。

第一に、両親は不妊治療で苦労されて、この子は体外受精で生まれています。ここには出生に関する大きな問題があります。第二には薬害です。お母さんは流産防止のために、切迫流早産に用いられる張り止め薬「β2刺激剤」を3カ月間もとっていたのです。さらにこの子は、生まれてからすべての予防接種を受けており、まさに薬まみれといえる状態でした。しかも、多くのお子さんがそうですが、この子もＤＰＴを4回以上も接種しているのです。それから、インフルエンザにかかって41℃の高熱を出したときに解熱剤の点滴を受け、抗インフルエンザ・ウイルス薬（リン酸オセルタミビル製剤）も服用していました。解熱剤で熱を抑圧したことが決定的だったようで、その後、この子はまったく笑わず、呼んでも反応しない、まるでロボットのような状態になったというわけです。

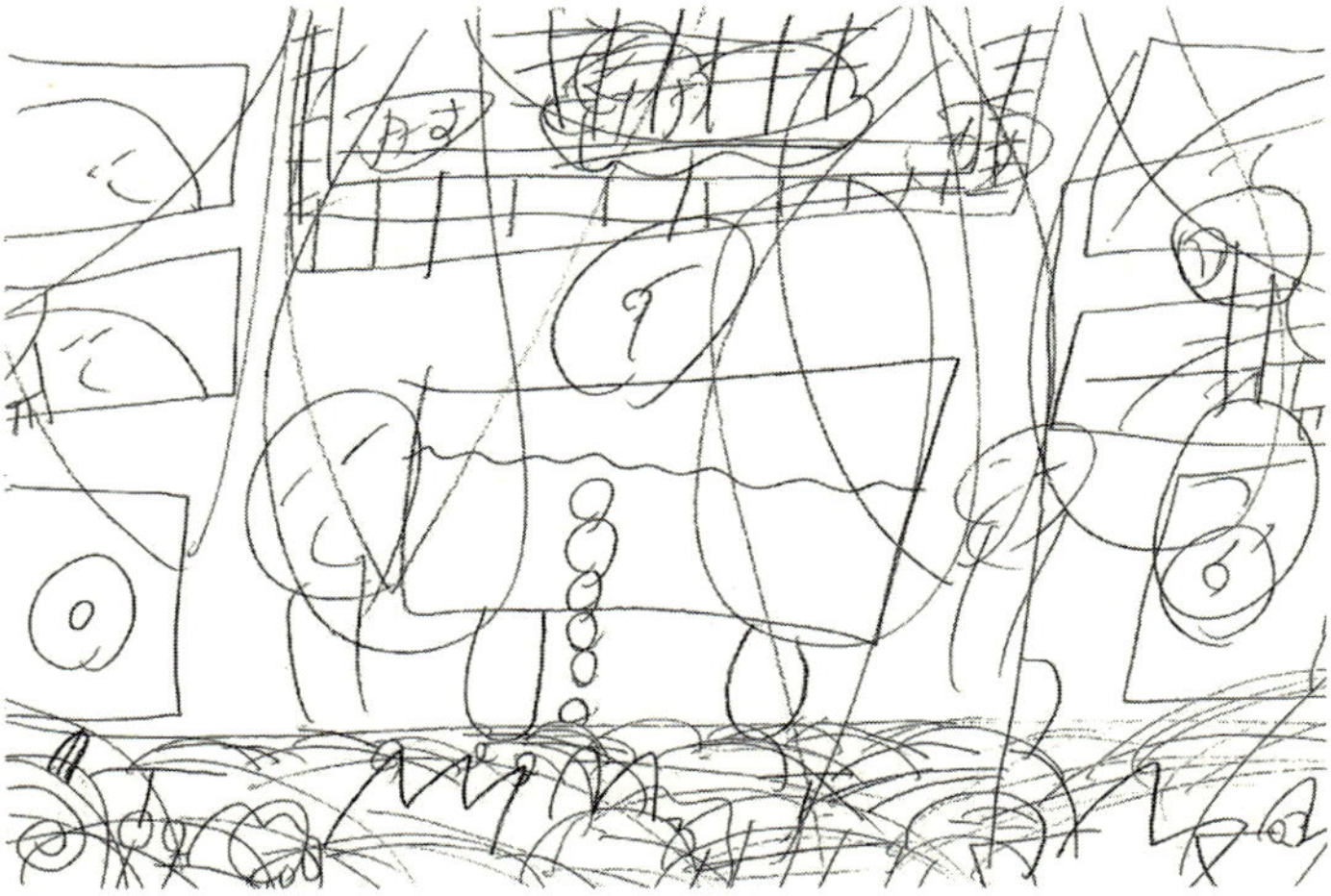

◆解　説◆

この子の場合は疲労困憊という面が強いので、水銀のレメディーであるマーキュリアスと、リン酸のレメディーであるフォサックを指示しました。それから、ネオン（ネオンガス）、ハイドロジェン（水素ガス）、ミガーレ（キューバグモ）というレメディーも指示しています。

ミガーレのレメディー像は、手だけがヒラヒラしていて、月や星に興味を示すというものです。これがもしジンカム（亜鉛）であれば、手も足も動いているわけです。この子の場合はミガーレというキューバグモのレメディーが合っていました。こうした体外受精の子どもたちには、クモのレメディーがとても重要になってきます。なぜなら、クモは宇宙と関係するレメディーだからです。この子は宇宙の絵や幾何学模様をよく描いていました（前頁の写真参照）。

結果／日本脳炎のレメディーで睾丸の裏がかゆくなり、血が出るほどかく。熱が37・9℃になる。ＤＰＴのレメディーで口内炎ができた。1週間後、発熱し、とても熱い。喉の痛みもある。ＭＭＲのレメディーで嘔吐、体が全体的に不調になる。ポリオのレメディーで口内炎ができる。ＢＣＧのレメディーで微熱。口を開いてクックッと鳴らしていたのが止まる。夜中に起きなくなる。全体的に背中のあざが薄くなる（体外受精の子どもは体にあざがあることが多い）。手をヒラヒラさせ、足をピョンピョンするようになる。股間のかゆみ。歌を歌い続ける。オムツかぶれがひどく、亜鉛華軟膏を塗ったことを思い出す。

◇２００6年8月3日

指示レメディー

①抗マヤズムレメディー（週1回）

②ジンカム（亜鉛）、マーキュリアス（水銀）、コーチゾン（コルチゾン）

③ブーフォ（ヒキガエル）
結果／体調が悪くなり吐く。その後、元気になる。舌の先に口内炎。発熱とともにまた口内炎（レメディーをとると口内炎になることが多く、体内の予防接種や薬害を口から出すことがある）。まだ不眠傾向があり、3～4時に起きる。くしゃみ、鼻だれが2カ月以上続いている。おならが異常に臭い。手のヒラヒラと足のピョンピョンは止まらず。水虫はよくなったが、まだ少しある。トイレの水の音が怖い。しかし、扇風機の音は怖がらなくなる。言葉が増える。愛情の表現ができるようになる。日記に友人の名前を書き、彼らが遊びにきたと書いてあった。両親は「うれしい。一歩前進だ」と喜んでいた。

◇2007年7月31日
①8種ワクチンレメディーコンビネーションチンクチャー+タレンチュラ（タランチュラ）
※再度、ワクチンレメディー単体ではなく8種コンビネーションにして指示をする。
②マーキュリアスアイオダムルバー（重ヨウ化水銀）+アルミナ（酸化アルミニウム）
結果／人と目が合わせられるようになる。また、人の話をよく聞けるようになり、コミュニケーションがとれるようになる。語彙が増え、言葉がたくさん出てくるようになる。

伝えたいという意思が出てくる。発達障害を研究している大学の検査では、見違えるように発達していると言われる。大学の先生とも目を合わせられ、コミュニケーションをとろうと努力をする。名前も覚えられる。ダンスを踊ることができる。漢字も書ける。時間の感覚がわかるようになる。父親に対して愛情を示し、土曜日には遊んでほしくて父親を起こす。この子が人間らしくなったことで家族全員が笑えるようになり、祖父母も今はこの孫がかわいくてしかたがない。嫌なことは嫌と意思表示するようになり、母親としてはそのぶん手がかかるようになるが、でもうれしい。

◇2007年9月27日
指示レメディー
①腸用コンビネーションチンクチャー
②ストレス用コンビネーションチンクチャー
③8種ワクチンレメディーコンビネーションチンクチャー+タレンチュラ（タランチュラ）
結果／はっきりと意思表示ができるようになる。歯ぎしりが止まって、よく眠れるようになる。言葉の理解と認知度が7歳までの能力になる。嫌なことは嫌とはっきり言うよう

になる。まだ手のひらをヒラヒラさせる。紙芝居の絵が好き。ロケットの絵を描く。

◇2008年3月17日
指示レメディー
①ラトロデクタスマクタンズ（クロゴケグモ）
②腎臓、脾臓、内分泌サポート
③マーキュリアス（水銀）
結果／大きい口内炎が3つできる。さらに感情の表現ができる。学級が変わり転勤になった担任の先生に、「先生がいなくなって僕は困りました」という手紙を書き涙ぐんだ。母はこんなに感情が出ていると思いとてもうれしく思う。イグネシア（イグナシア豆）とネイチュミュア（岩塩）をキットからあげた。また熱が出た。湿疹が腹部に出た。「父さん」と言って父親にくっつき、「おじいちゃん○○買って」とねだるようになる。言うことを聞くようになった。他人の言うことが理解でき、それに合わせて行動できるようになった。描く絵もストーリー性のあるものに変わった。

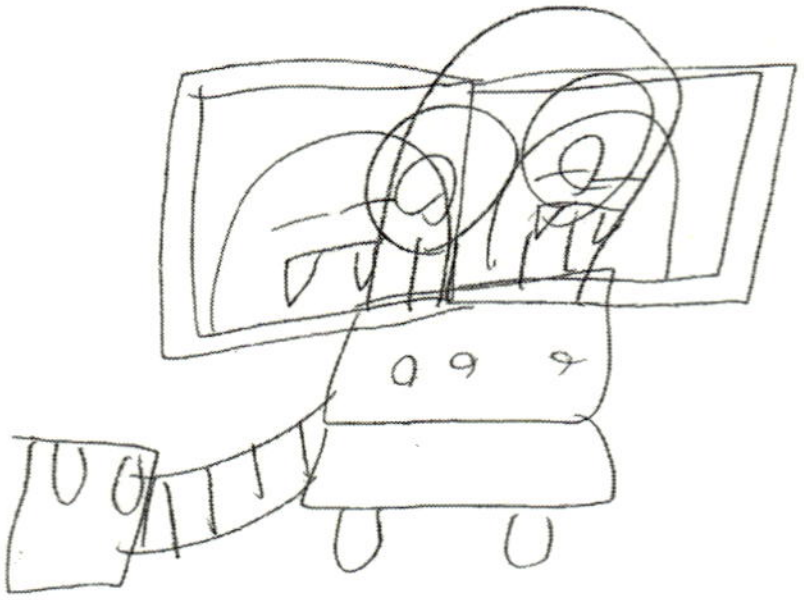

◆解　説◆

何度も相談に来て、この子はやっと自分の意思というものを外に示せるようになりました。そうすると、当然ですがお母さんは、「子どもに意思表示が出てきて、私はうれしい反面、やりにくくなってきました」と言うのです。この子は家の中だけでなく学校でも自分の意思を示すようになって、彼の世界もどんどん広がっているはずです。ですから親もまた、子どもに自分の思いをきちんと伝えるようにする必要があります。

この子は宇宙に大変興味を持っていて、面白い絵を描きます。土星や地球の絵、ロケットが飛んでいる絵を描いたりするのがとても好きです。これは、体外受精で生まれた子どもの特徴でもあります。

面白い話ですが、タテタテ、ヨコヨコと線がたくさんある幾何学的な絵を描く人には、クモのレメディーが合います。クモは宇宙のことを知っているのです。人が生まれるときには、人体にスコンと霊魂が宿って、クモの力をもらって地球に降りてくるのです。しかし、この子は人工授精なので、この誕生のときに失敗しているわけです。こういう子どもたちは、よく宇宙の絵を描いたり、宇宙のことをとても詳しく知っていたり、宇宙のことを考えたりするのが好きなのです。そして、タテタテ、ヨコヨコと線を描きたがります。これは、スパイダーウェーブというクモの巣を表しているのです。

それで、次はラトロデクタスマクタンズという、クロゴケグモのレメディーを指示したわけです。再びクモのレメディーです。水銀のマーキュリアスも指示しています。神経を和らげるものとしていろいろなレメディーが必要なのですが、クモのレメディーも脳神経にとても合います。それに、子どもが多動症で動き回るときにも、クモのレメディーが必要になります。この子の場合はガーッと激しく動くわけではなく、手がヒラヒラ動いてしまうタイプでした。でも足は手ほどは動かない、これがクモの特徴です。

クモのレメディーの子どもたちが、もしクモのレメディーをとらなければどうなるかというと、今度は自分を「投影」していきます。コンピュータゲームなどをやって、その中

絵の分析

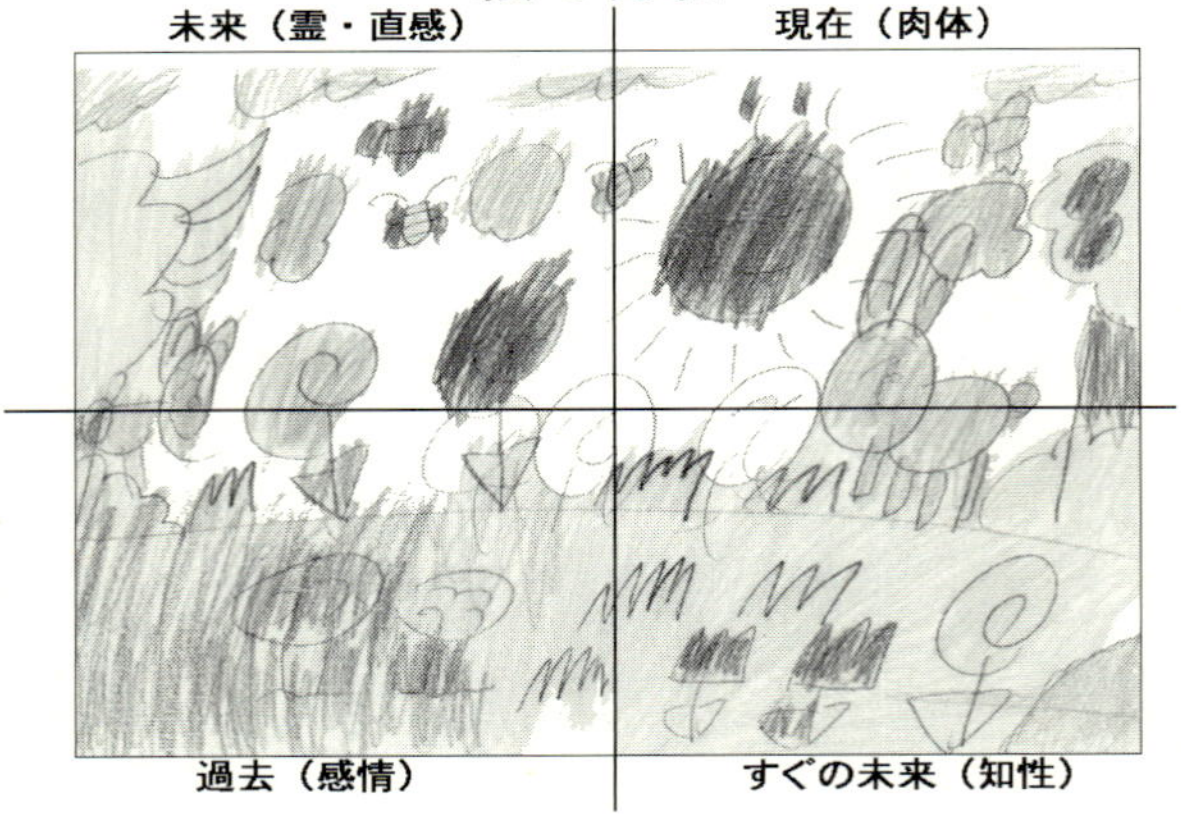

過去には暗い色、現在には太陽が出て、未来には蝶が舞うように彼が成長しているのがわかります

に自分を映し出そうとするのです。すると、現実の自己とゲームの中の自己という2つの自己が生まれてしまうのです。コンピュータの中で買い物をして、コンピュータの中で遊び、コンピュータの中でいろんなことをして、そこに自分の生活を見いだす。これが「投影」です。もし、出産が人工的なかたちでなく、自然におこなわれたならば、このようにコンピュータの中に入り込むことはないでしょう。

上掲の絵は、最近描いたものです。

症例⑥　アスペルガー症候群（6歳・男児）

■特　徴

体が小さい。多動。暴力的。切れやすい。これらの症状は、3歳のとき友人にいじめられてからひどくなった。アトピー。食物アレルギー。だめと言われるとわざとやる。弟に嫉妬して叩く。頭頂の髪を抜き、はげている。手足が冷たく青くなる。走ったり飛んだりが好き。音に敏感。何でも一番になりたがる。外斜視。ＩＱ（知能指数）１８０。あまり食べない。

所見／この子の問題は、小さなことにこだわり完璧にこなさなければ先に進めないこと、多動、暴力的、疲れやすい、一番にならなければいけない、ゲームで負けることがとっても嫌というところです。

■母親の妊娠中の行動と状況

・鉄剤、カルシウム、ビタミン剤を多く摂取

・子どもの性別が姑の希望と違っていて嫌味を言われ、イライラした

・よくお腹に触ったり、話しかけたりしていたが、姑が手厳しくコントロールし、いつも緊張しビクビクしていた

所見／アドレナリン型。

■出生前後の状況と予防接種歴

・妊娠38週目の第1日に、姑に雑巾がけをさせられて陣発、破水する
・羊水混濁があったので吸引をかけるが、分娩には至らず、心音も低下したため緊急帝王切開（2598g）
・羊水吸引症候群でNICUに入院、抗生剤を1日投与される
・6カ月　BCG接種。その後、斜視に気づく（右目外斜視）
・9～11カ月　DPT接種
・1歳1カ月　ポリオ接種
・1歳3カ月　麻疹接種
・1歳5カ月　風疹接種。眉間を強打して5センチ大に腫れる、視線が合わない
・1歳6カ月　水疱瘡接種

・1歳7カ月　おたふくかぜ接種
・2歳3カ月　インフルエンザ接種。その後アトピーが悪化、ステロイドの塗布を始める
・2歳11カ月　保育所に入所、先生と園児にいじめられて転所
・3歳半　弟が生まれる、幼稚園に入園、いじめに遭って不登園、暴力的になる。人との関係がうまくいかない
・3歳9カ月　幼稚園退園
・3歳11カ月　ホメオパシーを知り、ステロイドの塗布をやめる
・4歳1カ月　幼稚園に途中入園、通園を始めてから急に、さらに行動に落ち着きがなくなり児童相談所に相談
・4歳3カ月　川崎病に罹患、そばや小麦の除去
アスペルガー症候群と診断される、お菓子以外はあまり食べない

◇2007年5月24日
抗マヤズムレメディー、斜視、感情の問題に合うレメディーを指示。

◇2007年8月23日
指示レメディー
①8種ワクチンレメディーコンビネーションチンクチャー
②マーキュリアスアイオダムルバー（重ヨウ化水銀）＋アルミナ（酸化アルミニウム）
③バレチュームアルバム（バイケイソウ）
④抗マヤズムレメディー

この子は2年近くみて、徐々によくなっていましたが、なかなか一気には改善していきませんでした。そこで、この子は5種類の予防接種しかしていませんでしたが、8種ワクチンレメディーコンビネーションチンクチャーを指示しました。一番になりたい部分にはバレチュームアルバム（バイケイソウ）を指示しています。

結果／レメディーをとっている間はだるそうによく寝ている。緊張がゆるむ。熱が出る。体にいぼができる。状態がよく緊張感がなくなり、すべてを覚えていたのが記憶力が下がり、リラックスできるようになる。あまり頭を使ってやろうとしなくなる。攻撃性がなくなり友達ができた。母親や父親が言うことを楽しそうにしっかり聞くようになる。いじめられている子どもに対してかわいそうと言って、一緒に遊んであげるなど優しくなる。弟に対してもとても優しくなり、喧嘩せずに一緒に絵を描けるようになる。以前は角ばった絵ばかり描いていたのに、絵が丸くなる。まだ考えごとをすると目が寄ってしまう傾向がある。

◇２００７年12月19日
指示レメディー
①ストレス用レメディーコンビネーションチンクチャー
②抗マヤズムレメディー
結果／ＩＱはさらに高くなり１９０になる。しかし、相手へのライバル心が少なくなり、挑発しなくなる。また、完璧主義も少し和らぐ。眠りが深くなる。少しでも気にさわると怒っていたのが落ち着いてきた。小麦粉アレルギーがある。頭頂の髪を引き抜いて脱毛していた所に毛が生え、今は引き抜かない。この子は、話の終わりが必ずハッピーエンドにならなければ気がすまない。

◇2008年3月18日

指示レメディー

①マーキュリアス（水銀）

②アドレナリン（副腎）

マーキュリアスのレメディーは記憶力がよすぎる部分に、アドレナリンのレメディーは興奮や緊張しやすい部分に指示しています。

結果／熟睡できるようになる。覚えていたことを忘れるようになる。背が伸びる。よく食べるようになる。水をよく飲む。体が丈夫になる。背が伸びて大きくなる。神経質さやこだわりがなくなってきた。頭を洗い出すとやめることができなかったのに、適当にやめられるようになる。2つあったつむじが1つになる。今は学校でも全く普通の子といわれている。

◆解　説◆

これはとても興味深いケースだと思います。この子は6歳で、アスペルガー症候群という診断を受けています。アスペルガー症候群には、いろいろな意見がありますが、いわゆ

絵の分析

未来（霊・直感）　　現在（肉体）

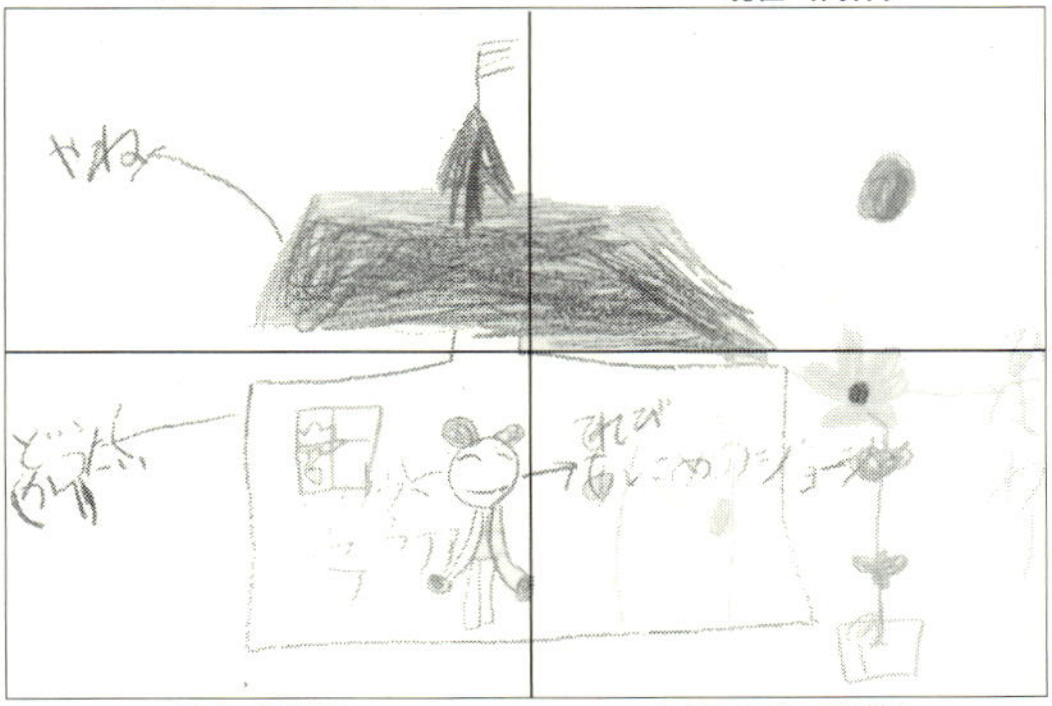

過去（感情）　　すぐの未来（知性）

この絵は家の上部と下部が２つに分かれていて、家の中に問題があることを示しているように見えます（嫁をコントロールする姑との葛藤が強いということを表している）。

る高機能自閉症（知的障害のない自閉症）とも考えられますので、知能指数（ＩＱ）の高い子も含まれます。この子の場合、ＩＱは１８０〜１９０ありましたから、知的レベルにおいては天才レベルで、見たものはすべて覚えるし、まともにしゃべれます。ただ、きわめて多動で、子どもなのに大人のようにすべての状況判断ができてしまうのです。

　このようなＩＱの高い子どもは、私の経験上では、お母さんが妊娠中にサプリメント（鉄剤、カルシウム剤、マグネシウム剤など）を山ほどとっている場合が多いといえます。そのうえにワクチン毒が入るわけですから、アスペルガーに拍車がかかります。このようなタイプの子の特徴は、すべてがハッピーエンドでなければならず、ある意味で完璧主義です。

アスペルガー症候群の子どもについて思うことは、カーシノシン（癌細胞）のレメディー像、すなわち完璧主義の子どもが多いことです。何事もきっちりしないと先に進めません。ですから、こういう子どもたちの場合は、カーシノシンによるマヤズム療法から始めたほうがいいといえます。

アスペルガーはどちらかというと水銀の害ですので、水銀のレメディー、マーキュリアスを出しました。私の臨床経験から、マーキュリアスは知能が高すぎるときに使い、アルミナは知恵遅れのときに使うととてもよいことがわかっています。この子は弟に対して、人が見ているところではやさしくし、人が誰もいなくなるといじめるわけです。ある意味とてもずる賢いところがあります。これもマーキュリアスの特徴です。

知能指数の高いこの子たちは、まわりの環境を一足飛びに吸収するのです。当然、疲れるので、アスペルガーの子どもたちには、疲れやすい子が多いです。そこで、子どもをリラックスさせるストレス用レメディーコンビネーションチンクチャーで、神経サポートをすることも必要となります。そうすると完璧主義が減り、そのエネルギーを体をつくるほうへまわすことができるので、体が大きく成長できるのです。

コルチゾンクリームというのは、私の経験上、子どもを多動や緊張症にする傾向があるといえます。

この子は緊張症で、疲れ切ってしまう傾向がありましたが、これにはカーボベジ（木炭）が合いました。ここでまたブーフォ（ヒキガエル）のレメディーを指示しているのは、性器を触るくせがあったからです。

症例⑦　広汎性発達障害（言語能力の遅滞）、自閉症（4歳・男児）

■特　徴

言葉が遅い。知的には1歳程度の遅れ。会話が成り立たずやりとりが一方的。独り言が多い。音楽の影響を受け、同じ歌を歌い続ける。高い所に登る。

■母親の妊娠中の行動と状況

・妊娠前からずっと便秘（漢方薬を使用）
・妊娠を希望せず、中絶を考えた
・羊水検査で男児とわかりショックを受けた
・胎児が男の子であることがずっと受け入れられなかった

所見／アドレナリン型。

■出生前後の状況と予防接種歴

・先に破水し、3時間で飛び出すように生まれた

・1カ月　母の膝から床に落ちた
・3カ月～4歳まで　予防接種をすべて受ける
・1歳　歩き出し、健康診断では特に異常なし。喃語もたくさん話す
　麻疹、風疹接種
・1歳6カ月　話せる単語が2つのみ。反応が鈍い
・2歳6カ月　フッ素塗布、会話のキャッチボールができない
・3歳　広汎性発達障害の診断を受ける、1歳程度の知的な遅れ
　二語文を話す、会話のやり取りができない、独り言が多い

◇2007年7月26日
指示レメディー
①8種ワクチンレメディーコンビネーションチンクチャー
②抗マヤズムレメディー
③アルミナ（酸化アルミニウム）、マーキュリアス（水銀）
④クラーレ（矢毒）

結果／高熱が出る。鼻血が出る。汗がかけるようになる。寝付きが悪い。不器用で物を落とす。高い所に登り、上から人を見下ろす。母の背に登る。

◇2007年9月13日

指示レメディー

①抗マヤズムレメディー

②8種ワクチンレメディーコンビネーションチンクチャー

③カルカーブ（牡蠣の殻）、アドレナリン（副腎）

④モスカス（麝香）

結果／右耳から何度も出血。耳からだけではなく鼻血も出る。歯ぎしりが減る。排尿が増える。言葉のやりとりができるようになる。先生の言うことを聞けるようになる。ズボンに手を入れマスターベーションをする。今は皆に注目してもらいたく、「見て」と言う。体が元気になり体力がつき、やんちゃになって家の中を走り回っている。

所見／出血は脳の負荷を減らすものでよい反応です。

◇2007年11月13日

指示レメディー

①腸用レメディーコンビネーションチンクチャー

②ストレス用レメディーコンビネーションチンクチャー

③8種ワクチンレメディーコンビネーションチンクチャー

④ブーフォ（ヒキガエル）

結果／繰り返し鼻血が出る。発熱がある。嘔吐する。歯ぎしりや独り言が減る。問題行動が減る。舌を出さなくなる。

◇2008年1月17日

指示レメディー

ブーフォ（ヒキガエル）

◆解　説◆

この子どもは4歳で、広汎性発達障害（軽い自閉症）と診断されています。この子も高い所に登りたがる、マスターベーションをしたがる、コミュニケーションがとれない（一方的で独り言が多い）という傾向が出ています。歌を歌い、いろいろなフレーズをまねる傾向があります。

この子には姉がいて、お母さんは、そのお姉ちゃんをとても可愛がっていました。その子だけで満足していた状況で、お姉ちゃんが6歳のときにこの子を妊娠したのです。お姉ちゃんの子育てがかなり大変だったために、お母さんとしては、もう子どもはこの長女ひとりでいいと思っていました。しかし、意外なときに思わず妊娠したので、一時はご主人に内緒でおろそうかと考えたそうです。でも、やはりご主人に打ち明けたところで、おろそうという気持ちはなくなっていたわけです。このお母さんはいろいろな経験から、男の子を育てるのは大変だと思っていて、逡巡していたそうです。しかし、そういう母親の気持ちは胎児に伝わってしまうのです。

この子は最初、単語しか話せませんでした。なかなか会話が成り立たない、言葉のキャッチボールがないわけです。言葉のコミュニケーションがとれないから、どうしても社会性も身につきません。

ここで、8種ワクチンレメディーにＭＭＲのワクチンレメディーを追加したチンクチャーを指示しました。そしてアルミナ（酸化アルミニウム）とマーキュリアス（水銀）を指示して、抗マヤズムレメディーも指示しています。そのうえに、4歳になっても何から何まで親にやってもらう赤ん坊のような子どもに合うクラーレ（矢毒）というレメディーも指示しました。8種ワクチンレメディーコンビネーションチンクチャーをとったら、鼻血や耳出血がいっぱい出て止まらなかったということです。レメディーをとればとるほど、どんどん鼻血が出るという状態でした。こうして耳と鼻から血をたくさん出したということは、この子の脳圧が下がってきた証拠です。ですから、こうした症状が出るのはとても大事なことです。

その後、もう高い所には行かなくなりました。マスターベーションのくせだけが残っていましたので、次にブーフォ（ヒキガエル）のレメディーを出しました。

私がこの子の住む地方に講演会に行ったとき、お母さんとともに元気に歩いて寄って来る子どもがこの子でした。そしてニコニコと笑い、この子なりに大きく成長していることがわかり、うれしかったです。何よりもお母さんがこの子を受け入れ、この子を大事に思い、かわいがってくれることがいちばんのレメディーになったりするのです。

そしてごく最近、もう1回鼻血が出たということで、ＤＶＤが送られてきました。「由井先生、鼻血が出た！」とカメラに向かって言っているこの子の映像が映っていました。とてもおとなしくなり、もう大声で歌を歌わないし、ダンボールの中に入ったりしません。自分でトイレに行き、うんちができるようになり、紙で拭けるようになりました。そして、50まで数字をきっちりと並べられるようになりました。パズルの歯抜けを埋められるようになりました。できることが増え、頭脳が伸びました。

第3章
症例のまとめと分析

こうして7名の発達障害のケースをまとめてみますと、8種ワクチンのレメディーと、水銀・アルミニウムのレメディーと、その子の特徴や現在出ている症状に合ったレメディーを一緒にとることで、一気に医原病のふたが取れ、あきらかに問題行動が改善され、まわりの環境がわかるようになっていった様子がわかると思います。

レメディーは同種でなければ共鳴せず、共鳴しなければ自然治癒力が働くこともありません。ですから、予防接種をせず、子どものかかる病気は排泄だと理解して、怖がらずにかからせることができたなら、このようなことにはならなかっただろうと思えてならないのです。

これらすべてのケースで私が注目したのは、次の7つです。

1. 母親の妊娠中の状態
2. 土壌の汚れ（マヤズム）
3. 予防接種の害
4. 症状の抑圧
5. 水銀・アルミニウム中毒の傾向（予防接種に含まれている物質）
6. 腸用レメディーコンビネーションチンクチャー
7. ストレス用レメディーコンビネーションチンクチャー

1．母親の妊娠中の状態

母親が妊娠中にどれだけストレスがかかっていたかによって、アドレナリン型（男性型）になっていたのかを知ることができます。

アドレナリンは戦うときや逃げるとき、怒っているときや恐怖に駆られているときに分泌されるホルモンで、緊張型の人に優勢になっているホルモンの代表です。アドレナリンが上がるとドーパミン、オキシトシンなどの愛のホルモンの分泌が減り、胎児への愛情も減ってしまいます。これは胎教の面からも問題です（第3章「予防接種以外の原因」の項参照）。愛のホルモンの分泌が増加すると、水銀の毒出しが進むとも言われているのです。

母体が緊張状態にあると、胎児の神経もとがりっぱなしになるのではないかと思われます。そのうえ、予防接種をすることで、神経系への悪影響がすぐに表れるようになるのではないかと考えられます。

2．土壌の汚れ

先祖代々、明治時代からの予防接種を受け続けていたり、症状を薬で抑圧し続けている親から生まれた子どもたちは、両親の卵子と精子の低い生命エネルギーを引き継ぐため、最初から生命力の低い状態で生まれます。生命エネルギーが弱っていると、物理的次元においては遺伝子情報を正確に保持することが難しくなり、さまざまな分子レベルの問題が生じる原因となります（本章「発達障害と性差」参照）。

また、母親の子宮の中で育まれることを考えると、母親の血液が濁っていたり、体毒が溜まっていたりすると、それが直接、胎児の血液や体に受け継がれてしまいます。

したがって、私たちはできるだけ体毒の排泄を推し進める必要があります。まさに、「症状はありがたい」に尽きるのです。

3．予防接種の害

多くの子どもが予防接種を15回以上も打たれています。米国では、１９９０年に予防接種を打つ回数が20回から40回に増えると、自閉症も頻発するようになりました。実際ホメオパスとして10年以上も臨床していると、何が原因でこのような発達障害が引き起こされるのかということが、はっきりと見えてくるものです。私もいち早く予防接種が疑わしいと目をつけていましたが、当時はＢＣＧにはＢＣＧのレメディーという感じで、ワクチンレメディーを単体で指示し、また、ワクチンを接種した順番と逆の順番でワクチンレメディーを指示していて、それなりに好転反応（排泄）もあり、よくはなっていくのですが、目覚ましい改善結果はなかなか得られませんでした。あるとき、1歳までに多くのワクチンが接種されている子どもたちの血液中からは、もしかしたらひとつもワクチンの毒は排泄されていないのではないかと思い、8種すべてのワクチンレメディーをコンビネーションにして出してみたのです。そうすると大変効を奏し、症状が改善し、どんどん言葉を発するようになっていったのです。

予防接種の害は、ワクチンそのものの圧倒的な害はもちろんのこと、子どものかかる病気にかかれなくさせるということも大きな問題です。子どものかかる病気には、意味と役割があるのです。それらの病気にかかることによって、子どもたちは生来抱える遺伝的なマヤズムの負荷を軽減させることができ、ひと皮むけて身体的にも精神的にも成長を遂げ、生きる力を強くし、後の人生を楽に生きていくことができるようになるのです。また、母親の血液や母乳から受け継いだ血液毒や体毒を浄化し排泄するために、適切な時期に子どもは病気にかかるようになっています。また、子どものかかる病気を通して、子どもたちは感染症の克服のしかたや、免疫をうまく働かせることを学習するのです。言ってみれば、子どものかかる病気は、ステップを踏んで免疫を働かせる学習教材となっているのです。実際、発達障害の子どもたちが子どものかかる病気にかかることで、劇的に改善することがあります。

ですから、子どものかかる病気にかからせないということは、浄化の機会を奪っているということで、症状の抑圧と同じなのです。しかし、予防接種の場合は、さらに大量の異物や毒素の注入という害悪によって著しく免疫力を低下させ、脳に障害をもたらす原因になっていることが考えられます。

4．水銀・アルミニウム中毒の傾向

ワクチンに含まれる２つの金属、水銀とアルミニウムの中毒症状について調べてみたところ、発達障害の子どもたちの症状と酷似していることがわかり、私自身、大変驚きました。

母親や先祖が水銀毒を多く溜めてきたせいか、アルミニウムの毒によってか、この子どもたちは、中毒症状の出方がさらに広がったのです。ですから、ワクチンレメディーの中にも有機水銀やアルミニウム塩の情報は入ってはいるのでしょうが、さらに症状に合わせて、マーキュリアスとアルミナのレメディーをプラスして指示しています。

5. 腸用レメディーコンビネーションチンクチャー

自閉・多動の子どもの特徴として、腸が弱く下痢をしやすい傾向が多くあります。これはワクチンに含まれる抗生物質によって腸内環境が変わり、異常発酵して多くの粘液をつくり、軟便や下痢便を起こすようになったり、ワクチンに含まれる大量の異物が血液中にとどまるために、慢性的な炎症状態になり、常に腸が膨れて異物が侵入しやすい状態となるためです。そして、下痢をしやすい傾向は、自閉や多動の子に多いのです。

腸がこのような状態では、大切な栄養を十分に吸収することができなくなります。特に脳や神経組織に重要なビタミンやミネラルが不足することになり、自閉症や多動を引き起こす要因になっている可能性があります。腸と脳は密接に関係し、腸が弱いと脳が正常に発達することができないのです。

腸用レメディーコンビネーションチンクチャーは、アルファルファのマザーチンクチャーをベースにして、腸をサポートするレメディー、特に栄養吸収を促すレメディーを入れてあります。この腸用レメディーコンビネーションチンクチャーをとることによって、子どもたちの便の質がよくなっていったのも驚きでした。

この子どもたちに過食傾向の特徴があるのは、脳や心臓を動かすうえで大切なミネラルが不足してしまうために、体がその不足を補おうとして、もっと食べろと信号が送られるためではないかと思います。しかし、重要なのはたくさん食べることではなく、きちんと栄養を吸収できる体をつくることです。ワクチンの中の抗生物質や大量の異物の血液中への侵入によって、粘液の多い炎症性の腸になってしまい、吸収できなくなっていることもさらなる問題なのです。この腸用チンクチャーをとることで、発達障害の子どもたちの脳の発達が進むことが多々みられました。また、大人で腸が弱い人も、このチンクチャーでお腹がすっきりして体力がつく人も多かったのです。

6. ストレス用レメディーコンビネーションチンクチャー

このチンクチャーはハイペリカムのマザーチンクチャーをベースにして、多動や、すぐに大声で叫んだりする子どもたちを落ち着かせるために、神経に特化したレメディーをコンビネーションにして入れてあります。いわば、ストレスサポートです。発達障害の子どもたちが発作的に暴れ出したときにスプレーします。また、彼らの精神が根本から少しずつ浄化されるよう、日々とられるとよいでしょう。この中にはマーキュリアスとアルミナのレメディーも入れてあります。

このストレスサポートは多動の子どもに限らず、落ち着きがない人、眠れない人、イライラする人、切れやすい人にもとても合います。ストレスがあると消化不良を起こし、さらなるミネラル不足を起こしてしまいます。

このようなコンビネーションのレメディーをつくることになったきっかけは、体内に多量の病原体や毒を一気に入れられた医原病の子どもたちには、単体のレメディーでは歯が立たないという現実があったからです。

	水銀中毒												アルミニウム中毒							予防接種
	社会的引きこもり（自閉）	目を合わせない	お祭り騒ぎ	音に敏感	落ち着けない	マスターベーション（早熟）	多動	無感情（無表情）	理解できない	頭を打ちつける	暴力的（怒り）	叫ぶ	読み書き不全	学習能力障害	てんかん	衝動的	記憶障害	パニックと暴力	頑固	ほとんど受けている
症例① 5歳男児 自閉・言葉の遅れ	●	●	●	●	●		●	●	●	●	●	●	●	●		●	●	●	●	●
症例② 5歳男児 自閉・多動	●	●	●	●	●	●	●		●		●	●	●	●		●	●			●
症例③ 9歳男児 知能・言葉の遅れ	●	●		●	●	●	●	●	●		●	●	●	●	●	●	●	●	●	●
症例④ 8歳男児 自閉・多動・言葉の遅れ	●	●			●	●	●	●	●		●		●	●	●	●	●	●	●	●
症例⑤ 8歳男児 自閉・てんかん・脳の異常	●	●		●	●			●	●				●	●	●	●	●	●	●	●
症例⑥ 6歳男児 6歳男児　アスペルガー		●		●	●	●	●		●		●	●				●		●	●	●
症例⑦ 4歳男児 広汎性発達障害・自閉	●				●	●	●		●			●	●	●		●	●		●	●

臨床経験から推測できること

①体内アルミニウムが多いほど、知的障害（＝精神遅滞）をきたす傾向がある。

体内アルミニウムが過剰に蓄積された人が示す可能性のある症状・傾向——読み書き不全、学習能力障害、てんかん、衝動的、記憶障害、パニック、暴力的、頑固、ナイフや刃物を使いたがる、高い所に登りたがる、自閉的、無感動、無表情、痛みがわからない

②体内水銀が多いほど、多動になる傾向がある。

体内水銀が過剰に蓄積された人が示す可能性のある症状・傾向——多動、自閉、社会からの引きこもり、人と目を合わせない、人間嫌い、音に敏感、環境に敏感、落ち着けない、マスターベーションをする、早熟、理解できない、頭を何かに打ちつける、暴力的、叫ぶ、よだれが出る、自律神経失調症、見たものすべてを覚えてしまう、緊張症

私の臨床経験から推測できることは、発達障害と水銀・アルミニウムの体内蓄積との間には、密接な関係があるということです。実際、発達障害で皮膚の問題がある子どもに、

水銀のレメディーであるマーキュリアスを与えると、ものすごく反応して排出が始まるのです。そして、発達障害で腸に問題がある子どもに酸化アルミニウムのレメディーであるアルミナを与えると、大きな反応があるのです。そしてどんどんよい方向に向かうことが多いのです。

水銀は多動や自閉的傾向との強い関連が、そして、アルミニウムは知的発達の遅延との強い関連が疑われます。私が経験した臨床例では、アスペルガー症候群の子どもたちの場合、アルミニウムよりも水銀の蓄積のほうが顕著でした。彼らのケースでは、症状として現れているのは多動的傾向や自閉的傾向であって、知能的には大きく遅れていないのです。むしろ平均以上のことも少なくありませんでした。

これらのことから、子どもたちの体内に水銀やアルミニウムができるだけ入らないようにすることで、発達障害のリスクを軽減できると考えています。

そのためには、第一に子どもの体をつくる母親が、水銀やアルミニウムを溜め込んでいないことが重要です。第二に、水銀やアルミニウムが直接的に血液中に侵入してしまう可能性が高いワクチン接種をしないことです。第三に、食などの環境に気をつけることです。それも、脳の神経回路が完成する3歳までは極力、水銀やアルミニウムが入らないようにすることが重要になってきます。

実際、私の経験では、発達障害でもアトピーでもぜんそくでも、てんかん、癌でも、これらのほとんどが予防接種と関連した医原病であって、いわゆるワクチン病だったという結論に達しています。すなわち、ワクチンに防腐剤として添加されている有機水銀や、抗原性補強剤として添加されているアルミニウム塩が、体内に水銀やアルミニウムを過剰に蓄積させる大きな原因となっていると推測されるわけです。ですから、そのような子どもたちに、マーキュリアスやアルミナというレメディーがとても重要になります。

水銀やアルミニウムに限らず、おそらくどんな体毒・異物でも、それが体内に過剰に蓄積することで免疫系が混乱し、常に腸壁が炎症状態となり、脳内への体毒や異物の侵入性が高まり、脳神経に障害をもたらすのではないかと考えます。つまり、予防接種だけではなく薬剤による症状の抑圧も、発達障害やアトピー、ぜんそくの子どもが増加している一因であると思うのです。もちろん、母親の血液がすでに体毒で汚されているために、生まれながらに体毒であふれている子どもたちが増えているということもあるでしょう。しかし、母親が体毒にまみれている背景には、やはり予防接種が大きな原因として考えられます。もちろん症状の抑圧もそうですが、その症状も予防接種毒の排泄と関連することが多いわけです。

結局のところ、現代人の血液がこれほどまでに濁ってしまった背景には、予防接種をはじめ症状の抑圧など、現代医学による医原病があることがわかったのです。

ですから、いろいろな有害物質が体内に多く溜まってしまうと、多動症かつ自閉症でアトピーもある、というような極端なことも起こりえるわけです。実際、私のクライアントにも、すごく多動でなおかつアトピーであるとか、ぜんそくで多動ですごく頑固など、複雑な症状を持つ子どもたちが大勢いるのです。

ここで少し整理しますと、症例で紹介してきたようなレメディーが、発達障害の子どもたちの助けとなると考えます。

これは、ある意味では非常に簡単な方法だと思います。なにしろ8種類のワクチンのコンビネーションレメディーと、水銀のマーキュリアスと、酸化アルミニウムのアルミナのレメディーを与えて、大きな医原病のふたを取り除き、そのあとに新たに浮上してくる症状や残っている症状に対して、個別化された最同種のレメディーを選択していけばよいからです。特に、知的発達の遅れた子どもたち（知的障害＝精神遅滞）には、アルミニウムの排出がとても大事になります。

発達障害と性差――どうして男の子ばかりなのか？

ひとつ私が疑問に思ったことがあります。今回紹介した症例7例がすべて男児であることからもわかるように、私の経験上も、自閉や多動の症状は男の子に多いといえます。双子の男女も私はみているのですが、女の子のほうは何も問題はないのに、男の子に自閉症が出ているのです。このように、なぜ男の子に発達障害が多いのかと疑問に思い、調べてみました。

第一に、男性と女性では、体内の水銀値にかなりの差があることがわかりました。男性は女性より水銀値がかなり高いのです。それは、男性のほうが水銀を排出する力が弱いということになります。水銀を排出する力が弱いということは、水銀を異物と認識する力が弱いということです。

確かに、水銀は梅毒マヤズムと関連し、破壊的傾向が強く、どちらかというと男性的な特徴といえるでしょう。水銀と同種のこだわりを持っていれば、それだけ水銀を排出する力は弱くなってしまいます。もちろん、水銀が入ることで生命エネルギーが歪められ、水銀と共鳴するこだわりが形成されるということもあります。

この水銀を排出するためには、水銀を希釈・振盪してつくられたマーキュリアスというレメディーが必要になります。マーキュリアスをとることで、水銀ならびに水銀と共鳴するこだわりが解放されます。水銀と共鳴するこだわりが解放されることで、いっそう水銀の排泄が促進されると同時に、水銀が蓄積しにくい体（水銀を排泄しやすい体）になっていきます。

また、男性と女性で体内水銀値にかなりの差がみられる理由として、女性ホルモンが優位であればあるほど、水銀を解毒する力が大きいということも考えられます。

戦闘的な男性的傾向や平和的な女性的傾向、女性ホルモンの優位性を、胎児や子どもに適用するのは適当ではないかもしれませんが、それでも女児と男児の間にも水銀排泄能力に関して性差があるのではないか、そして、それが男児に発達障害が多い要因の一つになっているのではないかと推測したわけです。

さらに発達障害が男児に多い理由を調べていましたら、染色体にたどり着きました。皆さんも生物学の授業で染色体について勉強されたことがあるでしょう。ヒトの性染色体にはX染色体とY染色体があり、男性はXとY、女性はXとXを持っています。

自閉症に関係する遺伝子は現在17個発見されていますが、そのすべての遺伝子がX染色体上にあるということです。このことから、女性の場合、もしX染色体上にある遺伝子の1個がだめになっても、もう1個のX染色体上の遺伝子でカバーできます。しかし、男性はX染色体が1個しかないので、X染色体にある自閉症に関係する遺伝子に問題があると代替ができず、ただちに発症する率が高くなるのではないかと考えました。だから男児に圧倒的に発達障害児が多いのではないか、逆に女児は自閉症や多動が少ないのではないか、私はそのように結論づけたのです。

注――ヒトの染色体数は46本（23組）で、そのうち2本は性染色体です。女性の性染色体はXが2本、男性はXとYが1本ずつの組み合わせです。

ただし、これは遺伝子に問題があるから発達障害になるということではなく、遺伝子に問題が生じる原因があり、それはエネルギー的遺伝情報に問題がある結果であり、エネルギー的遺伝情報に問題がある原因として、生命エネルギーの滞りがあると考えています。

生命エネルギーが滞る原因としては、予防接種の害や感情の抑圧、両親や先祖から生まれながらに受け継いだ浄化されないエネルギーがあると考えます。なかでも、生命エネルギーを大きく狂わせ破壊するいちばんの原因は、ワクチンに代表される人工毒です。

もともと男性より女性のほうが生命エネルギーは強いのです。成人男性と成人女性の体型や顔つきを比べればわかるように、女性のほうがより子どもに近く、つまりより自然な存在なのです。だから、おそらく女性のほうが免疫力が大きいと思うのです。

もちろん、これはあくまでも女性のほうが平均寿命が長いということと同じ一般論であり、男性であっても自然体で生きている人はたくさんいますし、女性でも考え方が凝り固まっている人もいます。結局、こだわりが多ければ多いほど、異物を異物として排泄する力は弱くなるということです。そして、異物を排泄するための症状を抑圧すればするほど、こだわりの多い人になってしまうということです。

予防接種以外の原因

①男性タイプの女性の増加

胎児期に、母親が男性的なホルモンが優位な状態にあった場合、相手と目を合わせないような子どもが生まれるケースが多いような気がします。男性的なホルモンが優位にある状態とは、母親の体内でアドレナリン値が上がっている状態です。つまり、セロトニンなどのリラックスさせるためのホルモンが出ていない状態です。

たとえば、症例で紹介したお母さんなどは、妊娠中に週に1回の頻度で遊園地に出かけ、いつもチャカチャカというラップのような音楽を聴き、ダイエットタイプの発泡性清涼飲料を飲んでいました。子どもは望んでいたわけではなかったけれど、できてしまったので産んだ、という感じだったわけです。ですから、男性的なアドレナリンが優勢で、女性ホルモンが少ない生活や考えをしていたわけです。

このように、食生活が乱れたり、イライラしてしまって、それに応えるようにアドレナリンが多量に分泌されてお母さんが男性的になると、水銀の排泄がうまくできないということがあるのではないかと考えられます。

アドレナリンは闘争のホルモンともいわれるように、ファイト・オア・フライト（Fight or Flight）、すなわち「闘争か逃走か」というせっぱ詰まった状況の下で分泌されるホルモンです。いわば闘う男のホルモンといえるものですから、これが上がると反対に女性ホルモンは減少して、そのぶん水銀を解毒する能力は低下するのではないかと思うのです。

女性ホルモンがみなぎる状態というのは、母性が満ちている状態で、すっかりリラックスした状態なのです。それに対して男性ホルモンの過剰は緊張感が張り詰めた戦闘モードをつくりだします。

近ごろは、このようなアドレナリン優勢の女性が多いのではないかと私は思ったのです。お母さんから女性性や母性が欠乏すると、水銀の排泄能力が低下し、発達障害の子どもが生まれる確率が高くなるのではないかと思います。

ですから日ごろ、男性も奥さんを大事にして、奥さんがアドレナリンを出さないですむ状態、いわば母性型の体にしておくことが、水銀の解毒力を高めることにつながり、発達障害の子を産まないための一つの方策になると考えるのです。

②胎教の悪さ

胎教の悪さも問題です。これは私の多くの臨床例から導かれた推論ですが、発達障害のお子さんを持っているお母さん方は、十分な胎教をやっていない感じがするのです。実際に、お母さんがあまり子どもをほしがっていなかったケースが多くありました。

妊娠と出産のセミナーでも言っていることですが、胎児に意識を向けて愛情を注ぐこと以上の胎教は存在しません。お母さんが子どもを欲しいと思っていないという状態は、マイナスの胎教です。胎児は、母親が胎児に向ける意識を通して意識を発達させるのです。

ですから、お母さんが胎児に愛情をもって意識を向けることは、胎児の意識を発達させるための栄養といっていいものなのです。お母さんの栄養不足が胎児の肉体の発達を妨げるように、お母さんの無関心は胎児の意識の発達を妨げることになってしまうのです。

また症例にもあったとおり、近年は働くお母さんが増えて、出産ぎりぎりまで働いていたり、どんどん忙しくなって、ゆったりする時間もなく、ますます胎児に愛情を注ぐ時間が短くなっているように思います。胎児期に愛情を注ぐ時間が少なければ少ないほど、それだけその子は大変な人生を生き、それは母親である自分にも跳ね返ってくるのだということを知ってもらいたいのです。お金や効率ばかりを追い求めていると、本当に大事なことをとりこぼし、それは結局、いちばん効率が悪いということに気づいてもらいたいのです。生まれたあともそうです。子どもはお母さんと一緒にいたいのです。

ドイツでは、強い子どもをつくるための政策として、出産後3年間の母親の給料を国が補い、母子がともにいられる時間を保障しています。一見、お金がかかると思うかもしれませんが、こうすることによって国家の未来を支える強い国民が育つのですから、実は全くもってとても安い出費だと思います。日本ももう少し、妊婦さんや、赤ん坊を持つ母親を大事にしてほしいと思います。

③症状の抑圧

発達障害の子どもたちは、皮膚発疹を亜鉛華軟膏やステロイドで抑圧したり、発熱を解熱剤で抑圧したりと、過去に症状を抑圧したことがある場合が多いです。たとえば、発熱というのは侵入した病原体の活動を抑えたり、体毒を溶かして排泄し健康体を回復するための体の浄化作用の表れであり、必要な治癒のプロセスです。

具体的に説明すると、感染や炎症が起こると免疫細胞が活動を開始して細菌や毒素などを殺していきますが、このときに粘液や膿汁が生み出されます。粘液や膿汁は、白血球と細菌、死滅した細菌の残骸、体液などが混ざった老廃物の集まりです。この粘液はゲル状なので、温められると水分を含み液体のようになります。そこで体は体温を上昇させ、いち早くそれらの老廃物を体外に排出しようとするのです。発熱は、視床下部から特別な発熱性ホルモンが出ることで引き起こされます。つまり発熱とは、感染や炎症に対する体の正常な反応であり、毒素や老廃物を排出するためになくてはならない大切なものなのです。

しかし多くの子どもたちは、発熱すると解熱剤を与えられて、無理やり熱を下げられてしまいます。体が冷やされることによって粘液は濃厚になって体内に溜まり、後に慢性的な中耳炎や副鼻腔炎、胸部カタルなどを引き起こすことになります。これらの粘液は内臓や泌尿器組織の内部に蓄積する傾向にあるので、さらに体内で細菌を増殖させる温床となり、再発性の感染症を悪化させる傾向を強めていってしまうのです。ですから、感染症や炎症時の発熱を解熱剤で下げてはいけないのです。

そのような大切な浄化作用である発熱を解熱剤で抑圧してしまうと、当然ながら治癒のプロセスは停止し、異物や病原体の排泄も十分おこなわれずに終わってしまいます。ですから解熱剤で熱を下げると、ウイルスは一足飛びに頭の中に入ってしまい、髄膜炎を起こして死んでしまったり、麻痺して動けなくなるということが起こりうるのです。治癒のプロセスや排泄のプロセスを強引に止めることは、発熱それ自体よりもはるかに危険なことなのです。実際のところ、41℃までの熱では死ぬことはありませんし、障害が生じることはないのです。しかし、その熱を解熱剤で強引に止めようとすることで生命が危険にさらされるのです。とりわけ、長年、慢性状態にあって体毒がたくさん溜まっている人が発熱した場合、解熱剤で強引にその熱を止めてしまうことほど危険なことはありません。

実際、熱で死んだりはしないのです。はしかでもはしかの熱で死ぬのではなく、体毒を押し出そうとしているのに、それを解熱剤で止めることで、生体の治癒のいとなみができなくなって死に至ることがあるのです。

④妊娠中の服薬・精神的ショック、不自然な妊娠

発達障害の原因として、妊娠中の服薬も考えられます。薬は不自然なものですから、それを体内に入れるということは、生命エネルギーを大きく狂わす原因になりえます。ましてそれが妊娠初期であれば、ちょっとでも生命エネルギーの流れが狂わされると、のちのち大きな問題となります。そういう意味では、妊娠初期に生命エネルギーの流れを大きく狂わす継続的な精神的ショックやトラウマを与えることも、服薬と同様、さまざまな問題を生じさせる可能性があり、その結果の一つとして発達障害もあると推測できます。体外受精など、不自然なかたちでの妊娠も同様です。

このような場合には、薬剤レメディーや、神経や腸、ストレスをサポートするレメディーなどを複合的に与え、中核のまわりを取り巻いている症状を取り除くようにすると、その子自身の本来の性質が現れてきます。

以上のように、発達障害の原因は、予防接種以外にもさまざま存在すると思います。あるいは、複合的に絡んでいると思います。もちろん、どんな場合でも、ホメオパスは症状に合わせて同種のレメディーを指示することが原則です。

ただ、私の14年間のケースをみる限り、また海外のホメオパスたちからの意見を参考に

してみても、予防接種の問題が何よりいちばん大きいといえます。こういう医原病のふたがあるときは、本来の症状が抑圧されている状態ですから、症状に合わせてレメディーをとるというよりも、まず医原病への特別なアプローチが必要になるということです。

海外においても、発達障害への取り組みの多くは、ワクチンのレメディーを使用しています。オランダ、イギリス、アメリカ、インドなどで研究がなされていますが、このテーマを最も学べる国は日本です。日本は、２００種類ほどのステロイド剤があり、ヨーロッパの40倍もの抗生物質を消費している、いちばんの医原病大国だからです。また日本は、明治以来１９９４年までずっと予防接種が義務とされていましたが、このような国は世界でも珍しいのです。

こういうことで、医原病へのホメオパシーアプローチでは、日本が世界の最先端をいっているという自負があります。

２００７年8月に、アラブ首長国連邦で開催された「ホメオパシー国際コンファレンス」に招聘されたときのことです。そこに来ていた2歳の女の子が、ずっと「うーん、うーん」と言いながら私たちのまわりを回り続けているのです。私が「この子はワクチン病だ」と言っても、ほかのホメオパスたちにはその意味が理解できなかったようでした。実は、アラブでも1980年代になってから山ほどの予防接種をするようになっています。最近どういうわけか、日本のように、いや日本より多くの予防接種を打たれる子どもが世界中で増えています。今後、これらの国でも、私がみたようなケースを多くのホメオパスはみることになるでしょう。

その「ホメオパシー国際コンファレンス」において、私は慢性アトピーと発達障害、筋無力症の22の症例を発表しました。症例のすべてが、原因と考えられるところのワクチンレメディーや薬剤レメディー、抗マヤズムのレメディーを使用する、独自の3次元処方によって快方に向かったという内容で、主にクラシカルホメオパシーをおこなっている会場のホメオパスたちからは、大きな反響を得ました。医原病に対しては、クラシカルアプローチでは歯が立たないのです。

自閉症が治癒する過程では、それまでものを言わなかった子どもが、急に多動になることがありえます。これは一つの明るいシグナルで、改善の可能性が出ているということです。

親に向かって「嫌だよ」と言い始めたり、従順でなくなり始めることがありますが、それはとてもいいことです。なぜなら、自分自身が表に出てきたということですから。

第４章

何が子どもたちの脳を壊すのか？

ワクチンに含まれる化学物質

ワクチンの中にはさまざまな化学物質が入っています。ウイルスなどの病原体を不活性化させるためにホルムアルデヒドが入れられ、防腐剤として有機水銀を使ったり、抗生物質としてストレプトマイシン、エリスロマイシン、硫酸カナマイシンなどを入れたりするわけです。さらに、病原体だけではなかなか抗体ができないということで、抗原性を高めるためにアルミニウム塩を添加したりします。

ワクチンに含まれるその他の化学物質は以下のとおりです。

・着色剤――フェノールレッド
・安定剤――L―グルタミン酸カリウム、L―グルタミン酸ナトリウム、ゼラチン
・賦形剤――乳糖、白糖
・等張化剤――D―ソルビトール、ブドウ糖
・乳化剤――ポリソルベート80
・無痛化剤――ベンジルアルコール
・希釈剤――TCM―199

・緩衝剤——リン酸水素ナトリウム、リン酸二水素カリウム、リン酸二水素ナトリウム、塩化ナトリウム、水酸化ナトリウム
・その他——L–アルギニンリン塩酸塩、L–リジン塩酸塩、グリシン、ラクトアルブミン加水分解物、塩酸、人血清アルブミン、酢酸

抗生物質、ホルムアルデヒドなどは、それぞれがアルミニウムや水銀に匹敵する有害物質ですが、ここではその説明は割愛します。これらの恐るべき害については、『予防接種トンデモ論』(ホメオパシー出版刊)をお読みください。

本書では、水銀とアルミニウムの害についてのみ説明します。

有機水銀(チメロサール)の害

ワクチンの中には、チメロサール(正式名称/エチル水銀チオサリチル酸ナトリウム)という防腐剤が含まれているものがあります。予防接種後、チメロサールは血液中に吸収され、エチル水銀とチオサリチル酸に分解されます。

エチル水銀は、水俣病の原因として有名になった非常に毒性の強い「メチル水銀」と同じ有機水銀ですが、エチル水銀の毒性についてはいままで知られていませんでした。しかし、米国国立衛生研究所が資金を出し、ワシントン大学の研究者がおこなった研究により、エチル水銀はメチル水銀以上の毒性を有することがわかってきています。

この研究ではサルの子どもを使って、一方のグループにはメチル水銀、他方のグループにはエチル水銀を与え、脳内に含まれる総水銀量、無機水銀量を比較するという実験がおこなわれました。その結果、エチル水銀は同量のメチル水銀の2倍もの水銀が脳に残りやすいという結果が出たのです。エチル水銀はメチル水銀以上に容易に血液脳関門を通過し、優先的に脳組織に蓄積され、徐々に無機水銀に変化していくことがわかったわけです（無機水銀に変化すると脳から排出されなくなります）。このことから、エチル水銀はメチル水銀以上に毒性が強く、脳神経系に問題を生じさせることが懸念されています。

特に、チメロサールの入ったワクチンを、脳神経細胞のミエリン鞘が未発達の乳児に接種することは大変危険であるといわざるをえません。DPTワクチンは生後3カ月以降から接種を開始し、3週間から8週間の間隔をあけて3回接種します（第1期接種）。さらに第1期の3回目の接種後、1年から1年6カ月までの間に4回目の接種（第1期追加）

を受けるのが標準となっています（これは恐ろしく危険なことです）。

日本脳炎ワクチン（追加接種含む）とインフルエンザワクチンは生後6カ月から接種可能ですが、これらは2歳まで予防接種をしないことが賢明です（もちろん、一生接種しないのがいちばんよいのですが）。これらのチメロサールを含むワクチンを打てば打つほど、エチル水銀が体内に蓄積され、神経系に障害が出る可能性が高くなるからです。なお、日本脳炎ワクチン接種については、2005年5月に、定期予防接種として「積極的勧奨」はおこなわないこととされました。

水銀の許容量は体重1kgに対して0・1μg／日といわれています。6カ月の子どもの体重が仮に10kgあったとすると、1μgが最大の許容量になるわけです。ただし、これはあくまでも環境上の水銀汚染の場合です。ところが、DPTに入っている水銀の値は、2001年以前は10～100μgでした。のちに、有機水銀化合物は神経系に蓄積され障害を起こすことが水俣病などの例からわかると、日本だけでなく米国や欧州各国がDPTの種類を変え、2001年に、10分の1の1～10μgに変更されています。それでも許容量の最大10倍もの水銀が注入される危険があるのです。しかもこの許容量とは、食事や呼吸などの自然環境から入る量であり、予防接種では直接血液中に侵入することを考えると、予防接種に含まれる水銀の量はとてつもなく危険なほど多いといえます。

メチル水銀は胎盤からも吸収されやすいため、母体から胎児に移行しやすいのです。さらに、発達途中にある胎児の神経系は大人よりも有機水銀の影響を受けやすいことが今日では明らかになっています。

乳幼児への水銀の深刻な影響について、最近日本でも刊行された『アメリカの毒を食らう人たち』には次のように書かれています。

「……チメロサールの形で体内に入った水銀は、抵抗力の弱い乳幼児にとって魚から摂取するより50倍も毒性が高いことが判明した。これにはいくつかの理由がある。『注射で体内に入る水銀は、口から摂取する水銀より一段と有害である。乳幼児は血液脳関門（訳注／脳細胞を守るために血液中の物質が脳細胞に移行するのを制御する機構）が未完成であるため、水銀は脳細胞や神経に蓄積される。最後に補足すると、生後六カ月以下の乳児は、水銀を排出するのに必要な胆汁を産生できない（……中略……）水銀の大半は、血液からは急速に消失する。チメロサール中の有機水銀は、消化管や肝臓、脳に蓄積され、……非常にしっかりとそれぞれの細胞と結合する。ひとたび細胞の中に入り込むと、あるいは、血液脳関門を通過すると、有機水銀は再び無機水銀に変換される。……そして、すぐに細胞を傷つけるか、何年か潜伏してから、自閉症、脳障害、消化器疾患を引き起こす』（ロレッタ・シュワルツ＝ノーベル『アメリカの毒を食らう人たち』東洋経済新報社）

１９２０年には自閉症は非常にまれな病気でした。１９３０年にワクチンの防腐剤として有機水銀が使われ始めたのですが、１９７０年になって自閉症は２０００人に１人の病気となりました。そして、１９９０年には１０００人に１人、２０００年には１５０人に１人の病気となっています。

なお、米国で、裁判所がワクチンに含まれる水銀と自閉症の関係を認めたというニュースが報じられていることは、すでに説明したとおりです。

レメディーのマーキュリアス（水銀／Mercurius）のマテリア・メディカより、精神に関するものだけをご紹介します。

「慌ててせわしなくしゃべる。どもる。震えて神経質。大きな苦悶。落ち着きのない部位(貧乏ゆすり)は一箇所から別の場所へと常に移動。優柔不断。考えを常に変える。恐れ。逃げ出したいと思う。どこか遠くへ旅に出たいという、コントロールできない欲求。理性を失いそうだと思う。自信のなさ。記憶力が弱くことごとく忘れてしまう。意志力の喪失。質問に対して答えるのが遅い。恐れの悪影響、恐れのために非常に不安になり、夜間に悪化する。まったくやる気がなく、落胆する。労働を嫌がり人生を嫌悪する。産後の躁状態。子どもを火に投げ込みたい欲求。過剰な内面の苦悩による心的動揺、あたかも自分が犯罪でもおかしたような気持ちになる。不安感。不機嫌。カッとなりやすい。情熱的になりやすい。非常に感じやすい。けんか腰になりやすく、人を信用せず、疑い深い。人生に疲れる。あらゆることに無関心で、食事さえなおざりになる。月経中に自殺したいと考え、泣くと好転する。邪悪なものが差し迫っているという感覚。ませていて、早熟。うめき、嘆く。疑い深い。時間はゆっくりと過ぎる。暴力的。恐ろしい衝動。自殺したがる。殺人したがる。荒れ狂う。液体を恐れて激昂する。不潔な精神と肉体。馬鹿げた、悪ふざけの、嫌な行動に走る。見知らぬ通行人の鼻をつかむ傾向。絶えずぼやいている。譫妄。アルコールによる精神障害。意識を失う。言葉が出ない」（ロビン・マーフィー『マテリア・メディカ』から抜粋）

マーキュリアスは、クローン病、切れる子ども、アレルギー、中耳炎、自閉症、多動、自律神経失調症などと関係しています。

・有機水銀（チメロサール）が入っているワクチン――破傷風、ジフテリア、ＤＰＴ、インフルエンザ、日本脳炎、Ｂ型肝炎、狂犬病

現在、チメロサールに代わる保存剤として、フェノキシエタノールやフェノールが使われているワクチンもあるようです。

アルミニウム塩の害

実は、血液中に病原体を注入しても抗体はつくられません。抗体をつくらせるためには、ワクチンの中に毒を入れなければならないのです。そこで、アルミニウム塩に代表される抗原性補強剤をワクチンの中にわざわざ入れるわけです。これをアジュバントといいます。抗原性補強剤といえば聞こえはいいですが、要するに毒物です。こうしてやっと抗体がつくられて、アルミニウム塩と病原体が合体した異物にその抗体が付着するのです。ですが、その異物を排泄することが難しいのです。

アルミニウムの安全値はいくつなのでしょうか。ワクチン中のアルミニウムは０・８㎎

以内であれば安全だといわれています。しかし、米国の国立予防接種事務所という機関が、2005年にワクチンに含まれるアルミニウムについてのワークショップをおこなった際、ベイラー医師という予防接種調査機関の所長が、この0・8㎎という安全値はどこから出てきたのかと質問され、答えることができませんでした。書類をいくら調べても、この数字がどこから出てきたものなのか、裏づけるものがないのです。そして、いまだに調べている最中です。

トレバー・ガンは言います。

「アルミニウムが神経に対する毒であることは、毒物学でも神経学でも知られていることです。これは議論の対象になるものではなくて実際に毒物なのです。そして実際に予防接種をつくる人たちは、これぐらいなら安全だろうという推測のもとに入れているわけです。水銀もアルミニウムも、たとえばネズミの1%が死に至る量というものがあります。100匹のネズミにある量の水銀あるいはアルミニウムを与えると、確率的にその中の1匹が死ぬという量です。そのネズミの1%が死ぬ量の水銀とネズミの1%が死ぬ量のアルミニウムを一緒にしてネズミに与えると、なんと100%死んでしまうのです。水銀で1%死ぬ量とアルミニウムで1%死ぬ量を同時に与えると、100%死んでしまうのです。

ですから、水銀の量を減らしても自閉症が減らなかったといっても、何も証明したことにはならないのです。水銀の問題のうえに、まだ未知なるアルミニウムが存在しているわけですから。そして、その２つを一緒にすることに関しては全く誰にもわからない数字があるということです。この２つを一緒にすることで、危険度が１００倍以上になるということになります」

レメディーのアルミナ（酸化アルミニウム／Alumina）のマテリア・メディカより、精神に関するものだけをご紹介します。

「現実の認識と判断が乱される。アイデンティティーの混乱。何かを見たり言ったりする時に、それを他の人が見たか言ったたような感覚、または自分が他人になり代わったような感覚をもつ。失望の悪影響。物事が速く進まず急ぐ必要があると感じる。衝動。ナイフ、血を見ると自殺傾向。悲しく、不安げ。逃れたく、恐れは狂気に変わる。精神症状の多くは、朝目覚めたときに出る。常時うめき、嘆き、心配し、いらいらしている。感情がころころ変わる。急ぐ。慌てる。痙攣の発作の間に笑い、しゃべる。何に対しても嘲笑する。ぶつぶつ言う。記憶力が悪くなる。目覚めると欝。不平を言う。あらゆるものを悲しい光に照らしてみる。物が非現実的に見える。時間がゆっくり流れる。一日のうちでも時間が経つほどよくなる。より大きい、痺れた、滑らかで、重いという幻想。実行を急ぐが遅いために話すことと文章に間違いがある。臆病。前に倒れそうな感じがあり、本人はこれを大変恐れる」（ロビン・マーフィー『マテリア・メディカ』から抜粋）

アルミナは、皮膚の乾燥、便秘、寒冷じんましん、無感覚、無感情、集中力不足、アイデンティティーの混乱などと関係します。

・アルミニウム塩（リン酸アルミニウム、水酸化アルミニウム、塩化アルミニウム）の入っているワクチン――破傷風、ジフテリア、ＤＰＴ

副作用の個人差

予防接種のワクチンを打つと、どのような副反応（副作用）が出るか、これには個人差があることは言うまでもありません。

たとえば、患部が腫れるという反応が多いでしょう。これはすばらしいことです。ワクチンを打ってすぐに腫れるというのは、健康な証拠なのです。予防接種の毒にすぐに反応し排泄したということで、こういう子どもは健康なのです。

次に、予防接種をして3日後に嘔吐下痢症というかたちで排出したとすると、半分健康といえます。なぜなら、本来、毒にはすぐに反応しなければいけないのに、3日かけてやっと反応したからです。毒を全身に回してしまい、嘔吐や下痢をしたわけですから、これは半分は不健康だということです。

いちばん困るのは、予防接種をしても何も起こらない子どもです。アルミニウム塩や有機水銀、ホルムアルデヒド、病原体をはじめ、たくさんの異物が入ったというのに何も反応がないというのは、毒に反応することもできないほど弱っているということで、全くもって不健康な子どもです。こういう子どもたちは、何十年かあとには癌を発症する可能性が高いのです。

とはいえ、反応を起こせない理由を子どもの不健康状態のせいばかりにするのも公平なことではないでしょう。というのも、ワクチンの評判が下がらないようにするために、副反応が出ないよう、つまり免疫系を完全に混乱させて一気に慢性化させるようなワクチンを開発している可能性も疑われるからです。

しかし実際、不健康な人というのは、急性症状を起こす力がないのです。なぜなら排泄する力が弱く、すぐに症状が慢性化してしまうからです。だから病気にかかり切れないのです。こうした人はホメオパシーのレメディーの力を借りて、毒をどんどん排出することが大切です。レメディーをとることで発疹が出たり、いぼが出たり、水虫になったり、熱が出たり、下痢したり、嘔吐したりするわけですが、それが正しい反応なのです。これが好転反応なのです。これは実に大切なことなのです。

予防接種で癌マヤズムが立ち上がる

予防接種というのは、皮下注射という通常の免疫システムを迂回する異常なルートによって、いきなり血液中に異物が入っていくものです。そして、ワクチンには病原体だけでなく、アルミニウム塩や有機水銀やホルムアルデヒドをはじめ、化学物質もたくさん入っています。

予防接種によって何が起こるかというと、全マヤズムが立ち上がってきて、いわゆる癌マヤズムの傾向ができてしまうのです。血液中に異物がたくさんあるという状態は、それを分解するための病原体を引き寄せます。そして、異物の分解工場としての癌が形成されることになるのです。特にホルムアルデヒドは発癌物質であり、これが直接血液中に入る恐ろしさを十分理解する必要があります。

具体的に解説してみましょう。

体内に異物が入って排出としての反応が出る場合、たいてい最初の症状はたかだか発疹なのです。それを軟膏で抑えます。すると皮膚から排泄することができなくなるので、今度は肺から出そうとします。それで咳が出ます。これが結核マヤズム傾向なのですけれども、症状が嫌だからと、この咳も薬剤で抑えるわけです。

そうすると、どうなるでしょうか？　今度は熱とか嘔吐とか下痢とか炎症を起こして、全身で出していきます。いわば粘膜レベルにきてしまうわけです。それをまた薬剤で抑圧してしまうと、今度は潰瘍やびらん、慢性のアトピーやぜんそくになったりすることが多いのです。さらに骨まで悪くなったりします。または筋肉にいって多発性筋炎などになったりするケースもあります。これをさらに抑えますと、再び血液にいってしまうのです。

こうして抑圧が繰り返されるたびに、症状はだんだん重くなっていき、病理は深くなっていくのです。

そして、予防接種をするということは、これらのステップをすべて一足飛びに通り越して、ドーンと血液の癌という傾向に達してしまうのだということです。これが恐ろしいのです。最初はたかだか湿疹、たかだかすぐかぜを引きやすい傾向、たかだか炎症を起こしやすい傾向、たかだか潰瘍になりやすい傾向だったものが、一気に最後のステージになってしまうのです。これが皮下注射の恐ろしさです。

だから、慢性のアトピー、ぜんそく、アレルギーを抑圧すると、自閉、多動、癌、多発性硬化症、膠原病、自己免疫疾患への道を進むことになりかねないのです。特に、アルミニウムや水銀などの金属が体内に入ると、梅毒マヤズムが立ち上がります。そうすると、破壊への欲求が強くなります。たとえば刃物で人や物を刺したり、包丁を持ったり、はさみを持って人に切りつけたりという過激な破壊的傾向が出てくることが多いのです。

ですから、癌マヤズムと梅毒マヤズムへの対応をしっかりおこなう必要があるということです。ワクチンを打ちまくれば、この2つのマヤズム傾向は一足飛びに立ち上がってくるのです。ですから、私たちホメオパスは、心や体を破壊する梅毒マヤズムと癌マヤズム傾向について、対応を迫られることが多いのです。

私たちは何をしなければならないか

私たちがここで考えなければいけないのは何でしょうか。毒素は細胞に溜まっていきますので、細胞をきれいな状態にすることが大切です。そのために重要なのは排出だということです。汗は止めないでどんどん出すのです。汗が臭かったりネチャネチャするのは、まさに老廃物が出ている証拠です。よだれがツーッと切れないのは、老廃物が溜まっているからです。痰がネチネチする、鼻水が青くなる、これらはみな老廃物が溜まっているからです。そうでなければサラサラと切れやすいものが出るはずです。ネチネチもネチャネチャも、排出がおこなわれている証拠ですから、喜ぶべきことなのです。それを止めないでそのまま出させておくと、細胞に毒が溜まることはないでしょう。症例で紹介した子どもがつばを吐くようになったのは、体毒を唾液として出しているともいえるのです。

細胞に毒が溜まると、毒に汚染された部分を浄化するために、いろいろなバクテリア（細菌）や病原体がはびこるわけです。これは、私たちのためにはびこってくれるのです。ここを勘違いしないようにしましょう。

痰がうまく出ないからといって、気管支拡張剤や痰切りなどを使ったり、薬剤で咳を出させない状態にすると、肺にいっぱい毒が溜まります。実は肺結核というのは、その毒をきれいにするために広がってくれているものなのです。これは、ありがたいと思わなければなりません。

毒が溜まった部分にいろんな菌が広がっていって、発疹などのかたちでその毒を出そうとしているのです。でも、人はそれを薬で止めてしまいます。肺から出そうとしてもそれを止めてしまう。そうすると、毒は出口がなくなります。それでバクテリアは毒素を分解しようと、やむなくもっと広がります。それなのに、私たちは抗生物質をとります。すると今度は細菌に変わってウイルスが広がってきます。そうなると、熱と発疹が一気に出てくるでしょう。そのとき、これらのウイルス、熱、発疹も抑えてしまうと、カビやアメーバが広がって、癌、関節炎、エイズなどになっていきます。

このようにして、病原体を薬剤で叩き殺しても、何とか体内をきれいにしようとして別の病原体がそのつどそのつど出てくるのです。ところが、体の表面を無理やりきれいにしようとする現代医学は、菌は恐ろしいといって、抗生剤、抗菌剤、抗ウイルス剤、抗なんとかで、殺そうとするわけです。

ホメオパシーには「抗○○」などというものはないのです。もともと汚れた土壌をきれいにするために菌がはびこっているのであって、もし土壌がきれいならば、ここまで菌がはびこらずにすんだわけです。

自閉症にしない工夫

子どもを自閉症にしないようにするには、どうしたらいいのか。これは症例の解説で詳しく触れましたので、ここではまとめ程度にしておきますが、とても大切なことですし誰もが関心を持っていることなので、繰り返し述べたいと思います。

最初に言えるのは、予防接種を避けることです。予防接種と自閉症の関連は、前述したように米国でも大きな議論を呼び、裁判もおこなわれました。その裁判では、予防接種に含まれる水銀成分と自閉症の発症についての因果関係が認められています。

それから大切なのは、腸を健康にすることです。腸の問題と自閉症には密接な関係があります。腸を健康にするために、第一に緑黄色野菜を食べることです。腸を活性化するには葉酸が必要です。また、ビタミンB群は脳や神経の働きを健康に保つのに必要です。野菜には葉酸などビタミンB群が多く含まれています。腸用コンビネーションチンクチャーはアルファルファのマザーチンクチャーをベースにしていますが、アルファルファ（ムラサキウマゴヤシ）には、ビタミンB群と葉酸がたくさん入っています。

また出産のトラウマがある子どもたちは、傷口が治りにくい傾向がありますが、これは免疫力が低下しているからです。こういう子どもたちには下痢症が多いので、腸のサポートがとても大事になります。よく甘いものばかりを食べるのはいけないといわれるのは、腸の粘膜に粘液を増やしてしまうからです。粘液がどんどん出ると養分が吸収されなくなるのです。腸と脳は、双子といわれるほど密接に関係する臓器なのです。

それから、腸を健康にするには、むやみに抗生物質をとらないこと。そして、精製された砂糖や、精製された小麦でつくられるパンなどをなるべく食べないこと。腸の問題には、腸内細菌のレメディーがとても有益です。

そして、ミネラルが大切です。誰にでも必要なものですが、特に自閉症の子どもにはミネラルが不可欠です。特に亜鉛が大切になります。銅と亜鉛には、一方が増えるともう片方が減少するという相関関係があり、お母さんが妊娠中にチョコレートばかり異常に食べると、体内の銅が増え、亜鉛が減少してしまいます。亜鉛が減少すると、ストレスのマネジメントができなくなり、神経が立ってきます。ここが問題なのです。亜鉛が少なく銅が多い人というのは、犯罪者に多いのです。

あとは、頭蓋仙骨治療をするとよいでしょう。クレニオオステオパシーをはじめ、マッサージも、鍼灸でもいいでしょう。子どもたちがリラックスする方法を導入する必要があります。頭に障害がある場合は、頭蓋骨を緩めましょう。緊張を緩めるために首、肩、腰も緩めてあげるとよいでしょう。

そして、自閉症の子どもたちや青少年がしなければいけないことは、ホメオパスにかかることです。これがいちばんの早道です。ホメオパスにかかって、自閉症の原因となったものを見いだし、適切なレメディーをとられることです。そして葉酸とビタミンBが豊富にあるアルファルファのマザーチンクチャーをとり、野外に出て動物と接したり、太陽に当たることです。また、胸腺のレメディーがとても大事なものになります。これによって、自分という境界がはっきりするからです。胸腺のレメディーは免疫を促進するレメディーといえます。

子どもの臓器のサポートも大切です。今、私たちの泌尿器系はかなり弱っています。なかでも腎臓が弱っています。むかしから、腎臓＝生命力です。東洋医学でも「腎」はとても大切なものと考えられてきました。もし腎臓の気が弱って腎臓が弱くなっていると、妊娠することができないかもしれません。精子が少なくなっていくかもしれません。卵子は必要なだけつくられないかもしれません。腎臓というのは生命力であり、泌尿器系をつかさどるおおもとです。ですから、腎の気は非常に大切です。親が老廃物を溜めたまま子どもを産むと、その子どもは腎臓が弱くなるのです。

そして肝臓。この大きな臓器は、あなたが飲んだお酒、あなたの怒り、あなたが飲んだ薬などでパンパンに腫れ上がっています。そういう状態でも体内の毒を山ほど解毒しなければいけない、そういう役割を担っています。肝臓がだめになると、今度は脾臓がやられます。脾臓は免疫をつかさどります。脾臓のサポートは、自閉症児たちにとってとても大切です。腸と脾臓が悪くなっているからこそ、大切なミネラルの吸収が不足するのです。

第5章

ホメオパシーにおける発達障害に対する展望

ホメオパスは実績を築きつつある

発達障害については、一般的にはまだ原因も治療法も解明されていないといわれていま す。すなわち、現代医学においては、発達障害と呼ばれるさまざまな疾患の発症メカニズ ムが明らかになっているわけではなく、当然ながら有効な治療法も確立されていないとい われます。それどころか、何もかもほとんどわからないという専門家もいるくらいです。実際、教育心理学や小児医学の専門家など、さまざまな分野の人々が発達障害について各国で研究や調査をしていますが、有効な治療法を確立できないでいる状態です。

精神世界の一部では、発達障害の子どもたちが、インディゴチルドレンや霊性の高い特別の子どもと関連づけて語られ、その実態を歪められて認識されていることがあります。確かに、発達障害といわれている子どもたちの中にそのような子どももいるかもしれませんし、そういう解釈も成り立つのかもしれませんが、一概に彼らをインディゴチルドレンなどと関連づけることは、多くの発達障害の子どもが生命をかけて叫んでいるSOSのメッセージを無視することになりかねません。発達障害の子どもたちがどんどん増えている深刻な現実があるのですから、これを正当化するようなことがあってはなりません。このような曲解が真実を見えなくさせ、人が大切なことに気づくチャンスを奪ってしまうことになりかねないのです。

私たちホメオパスは、発達障害について原因を解明して、治癒のための方法を実践してきました。そのうえで、いまや真実が何であるか、かなり明確なものが見えてきています。治療法がないといわれている自閉、多動に対しても、私たちホメオパスは確実に実績を残しつつあるということを、本書ではっきりと申し上げたいと思います。

そして、各自がこのままで本当によいのかどうか、考えていただきたいのです。

ホメオパシーの「同種」の意味

ここであらためて、ホメオパシーとは何かを知っていただきたいと思います。

ホメオパシーは日本語では「同種療法」と訳されます。同種療法とは、その名のとおり、同種のもので病気を治癒に導く療法です。そこで「同種とは何か?」ですが、それを説明する前にまず、ホメオパシーで考える病気について説明します。

ホメオパシーでは、病気とは生命エネルギーの滞りであると考えます。もうそこから現代医学とは異なるわけです。生命エネルギーの流れはもちろん目で見ることはできませんが、それが存在し、それゆえに私たちが生かされていることは、ある意味、当たり前のことだと思うのです。しかしこのあたりまえのことが現代医学では認められていません。科学的に証明されないものを前提にするわけにはいかないからです。

生命エネルギーの滞りが病気ですが、ではどうすると生命エネルギーが滞るのかというと、生命エネルギーが何かにとらわれることで本来の流れが歪められ、あるかたちをつくります。これがこだわりと言われるもので、そのかたちの中心には流れをひきつける引力をもったこだわりの自己がいて、自己保存をしようとします。これが病気の正体です。このこだわりはそれぞれにあるかたち（パターン）をもっています（もちろん目に見えないかたちですが……）。このこだわりのかたちに同種のかたちを入れることで、自己を映し、こだわりの自己に気づくことでこだわりを自ら解放し、生命エネルギーをなみなみさんさんと流れるようにしようというのがホメオパシー療法がおこなっていることです。

肉体や精神に現れる疾患は、生命エネルギーが滞った結果生じるものです。生化学者や医師は、肉体疾患や精神疾患の原因を分子レベルのメカニズムに見いだそうとしていますが、分子レベル、あるいは遺伝子レベルの現象といえども、しょせん、生命エネルギーの反映でしかありません。おおもとの生命エネルギーの流れの滞りから生じるものなのです。もちろん、肉体を維持するのに、必要な物質が不足したら、肉体は病気になります。ここで話をしているのはそういう食や環境とは関係のない部分での病気の話です。ただし、肉体が病気になるとおおもとの生命エネルギーも病気になるということは知っておいてください。不自然な人工物は肉体を歪めますが、おおもとの生命エネルギーも狂わすということです。たとえば水銀が体に入ると生命エネルギーが滞り、水銀のパターンのこだわりが形成され、切れやすくなったりするということがあるのです。

こだわりの自己という病気を解放することが根本療法であり、したがって、こだわりに気づかせそれを解放することでしか、真の健康を達成することはできないのです。ではその生命エネルギーの滞りにどうやったら作用させることができるのかということですが、単に物質を体に与えるだけでは、根本の生命エネルギーの滞りと共鳴させることはできません。共鳴させることができなければ、気づかせることはできません。たとえパターンが同じだとしても、電波と音波を共鳴させることができないように、非物質的生命エネルギーと物質とは共鳴させることはできません。

そこでホメオパシーでは、生命エネルギーと干渉できるように、物質を高度に希釈・振盪して、非物質的なパターンへと昇華させます。こうしてつくられたものがレメディーと呼ばれるものです。通常は砂糖玉の形態をしており、舌下でとることが多いです。共鳴させるためは、もうひとつ同じパターンを有していなければなりません。ラジオから発する微弱な電波の周波数と、放送局から発振される周波数とが一致しないと受信できないように、周波数あるいはパターンが一致しないと共鳴させることはできません。人それぞれがそれぞれのかたちをもっているように、病気には一つひとつかたちがあり、その病気のかたちと共鳴するかたちを自然界の中にある動植物、鉱物、病原体などに見つけようというのが、私たちホメオパスがやっている仕事なのです。

不思議に思うかもしれませんが、私たちがかかえるこだわりと同種のかたち（パターン）をもつ動植物、鉱物、病原体が、かならず存在しているのです。しかし、これは実は不思議なことでも何でもありません。地球は人間も含め一つの生命体であり、切り離して考えることのできないものなのです。人間あるいは動物でもいいですが、不自然な思いが大気に放出されるとき、それは消えてなくなることなく、共鳴する物質を形成する力となったり、それが新しい思い（新しいパターン）であれば、新しく結晶化し、新しい一つの生命を形成する力となるのです。それは病原体かもしれませんし、植物かもしれません。そしてそれは、往往にして私たちにとって毒というかたちでこの世に見いだされることになります。

自然界にあるそれらに潜在するかたちは、もちろんそのままでは見ることも知ることもできません。かたちは隠されているのです。森羅万象の背後にあるかたちを見る、知ることができれば、真の錬金術師といえます。私たちホメオパスは、真の錬金術師をめざし、森羅万象のかたちについて記述されたマテリア・メディカを学ぶということを通して、森羅万象の背後にあるかたちを知る努力をしているのです。そして、その動植物、鉱物、病原体そのものの物質的形態、生態、特徴を細かく知ることで、そのものの背後に隠された意味や本質を知る努力をしています。

一方で、私たちはこだわりのかたちを見る目を養い、それを自然界の同種のかたちに見いだし、レメディー化されたそれらのかたちをクライアントに与えることで、こだわりの病的パターンを解放し、真の健康へと導く仕事をしているのです。これこそが錬金術師の本当の役割であると考えています。

ところが昨今、自然界に同種のかたちを見いだすことができない、新しい病気のかたちを人間が持ちはじめてしまっています。その原因は、自然界には存在しない人工的につくりあげられた化学物質にあります。

先ほど、人工毒は肉体を病気にするが生命エネルギーをも狂わすと言いました。不自然な物質は、生命エネルギーの流れを狂わし、全く新しいこだわりを形成する力となります。すなわち、これまでに存在しなかった新しいこだわりの自己を形成することになるのです。不自然な物質は不自然な心をつくり、不自然な心はさらなる不自然な物質をつくるという悪循環を生み出します。その不自然な物質の代表がワクチンにほかなりません。なぜなら直接血液中に侵入し、排泄できないかたちで埋め込まれ、すなわち異物が自己となる方向で固定化させられるからです。

それら、自然界には見いだせないかたちを抱えてしまった私たちを解放してくれるのは、皮肉にもそれらの不自然な物質だけです。今の世の異常さは、そういった不自然な物質のかたちからもたらされているとしたら、その不自然な物質からつくられたレメディーこそが、今の私たちを救う鍵となるレメディーと確信しています。

だからこそ、ワクチンレメディーは、医原病には最も重要なレメディーであり、発達障害児にとって大切なレメディーなのです。

もちろん、ホメオパシーで用いるのは全く「同一」の物質ではなく、症状に合わせた最適レメディーです。

たとえば、インフルエンザで発熱を起こしている人に対して、ホメオパシーではどのように対処するかというと、イエロージャスミンという植物からつくったレメディー、ジェルセミュームを使います。

イエロージャスミンは、そのまま摂取すると背中がゾクゾクして発熱症状を引き起こす作用をもっています。この作用がインフルエンザの「背中がゾクゾクして発熱する」という症状と「同種」であるため、インフルエンザにはイエロージャスミンが合うわけです。ただし、原物質をそのまま摂取するのではなく、イエロージャスミンを天文学的に希釈した（薄めた）溶液を砂糖玉に染み込ませてつくられた、レメディーという形でとります。

このように、ジェルセミュームのレメディーをとることで、イエロージャスミンを実際に摂取しなくても、物質的な副作用が全くないかたちで治癒力を得ることができ、物質をそのまま摂取した以上の効果が得られるのです。

たとえば、アーセニカムというレメディーは、「ヒ素」からつくられています。もちろん、猛毒のヒ素をそのまま摂取したら大変なことになります。しかし、希釈・振盪のプロセスによって原物質の分子がなくなり、「情報」だけが転写されているレメディーならば、副作用は一切なく、ヒ素のすばらしい治癒力の部分だけを得ることができるのです。

注――超微量の法則

ホメオパシー医学の創始者であるドイツ人医師のハーネマンは、ある症状を起こすものを天文学的に薄めて叩く「希釈・振盪」という方法により、体に悪影響を与えることなく、バイタルフォースという自己治癒力を触発させ、症状だけを取り去るものになるという「超微量の法則」を打ち立て、安全で体にやさしく常習性をもたないホメオパシー療法を完成させました。ホメオパシー療法の安全性は、英国議会の「ホメオパシーは最も安全な治療法である」という代替療法に関する調査結果報告からも知ることができます。

レメディーには、原物質の分子は全く入っておらず、原物質の「同種の情報」を伝える媒体にすぎません。

物質が存在しないのなら効果もないと思い込んでいる人も多いかもしれませんが、それは幻想です。言葉や音楽や絵画、手当ての気などから精神が癒されることがあるように、物質的なものでなくても生物の健康状態は影響を受けます。人も動物もそうです。最近の実験結果では、植物でさえ音楽から影響を受けているということがわかったそうです。

これと同じ原理で、たとえばやけどの症状にはスペインバエのレメディー、カンサリスが使われます。スペインバエは、触るとヒリヒリする火ぶくれを起こす虫です。この虫からつくったレメディーには「ヒリヒリする痛み」という情報が入っていますから、やけどのヒリヒリする症状と「同種」であり、最適だというわけです。

このように、一つひとつのレメディーが、それぞれどのような「情報」をもっているかを記した事典のような書物を『マテリア・メディカ』といい、ホメオパシーを学ぶ人にも、ホメオパスとして活動する人にも、とても大切なものです。

臨床経験の積み重ねからレメディーの進化へ

本論に戻ります。前述の症例で、私はたびたび、予防接種の中に含まれる水銀に合うレメディーのマーキュリアスを指示しています。このマーキュリアスは水銀からつくられたレメディーです。

多くの発達障害の症例で、このマーキュリアスというレメディーをとってもらうと、典型的な好転反応がありました。ある子どもは水疱瘡にかかることもできました。

なぜ水疱瘡にかかることが意味をもっているかというと、それまでこの子は体内毒（水銀など）が邪魔をして、水疱瘡にかかりきることができなかったと思われるからです。水疱瘡という小児病にしっかりとかかりきることができた事実は、邪魔をしていた体内毒の排出が進んでいることを示すものです。これで、この子の体内に水銀が蓄積されていた可能性が高いことがわかったわけです。

もちろん、水銀はいろいろな経路で体内に入るでしょうが、通常の環境下で摂取される量であれば、まず健康に問題は生じません。水銀からつくられたマーキュリアスのレメディーに反応するほどの水銀蓄積は、食物汚染でなければ予防接種が疑われます。予防接種のワクチン（ＤＰＴ、インフルエンザ、日本脳炎、Ｂ型肝炎、狂犬病など）には水銀成分が含まれていて、それを繰り返し打つのですから、相当な濃度で溜まっていくのです。

実は私の経験のなかでも、自閉や多動、発達遅延などの発達障害で苦しむ子どもたちが、さまざまなワクチンのレメディー、たとえば３種混合ワクチンのＤＰＴ（ジフテリア、百日咳、破傷風）などを希釈・振盪してレメディー化したものを使うと、どんどん改善していったという事実があったわけです。もちろん、ワクチンレメディーを使ったのも、臨床経験から予防接種に何か大きな原因らしきものがあるとにらんだからでした。

この子たちを自閉や多動にした原因となったものを薄めて叩いたレメディーを与える

と、反応して排泄が始まります。そして、ある程度出し切ると治っていくという過程が見えるのです。こうして、原因となったものがわかるところがホメオパシーの強みです。何がこの子たちを自閉や多動、注意欠陥にしたのかという恐ろしい現実を、ホメオパシーは見事に暴いてしまっているわけです。

だから、「同種療法」なのです。体は同種のレメディーに対して、嘘はつけないのです。

私はその後、発達障害の子どもたちに、ポリオからDPT、BCGなどすべての予防接種を一緒にして一つの液体レメディーとした、8種ワクチンレメディーコンビネーションチンクチャーを与えました。

最初のころは、ワクチンごとに1種類ずつのレメディーを単体で与えていたのですが、どうもそれでは大きな成果に及びませんでした。とても時間がかかったのです。この8種ワクチンレメディーコンビネーションチンクチャーを発見する前は、私は「自閉症の子どもが目に見えて改善していくまでには5年はかかりますよ」と言っていたのです。

しかし、発達障害の原因となったと考えられるワクチンには、アルミニウム塩、有機水銀、ホルムアルデヒド、抗生物質、さまざまな病原体、異種タンパク質、化学物質がコンビネーションになっているのです。そして、以前に接種したものは次に接種したものと血中で混ざり合い、健康ならば長い年月をかけてやっと排泄されますが、不健康ならばレメディーが入るまで排泄されることなく、血液中にとどまり続けているのです。

ですから、レメディーもやはりコンビネーションのかたちで与えるのが最善です。DPTワクチンはすべて有害ですが、特に問題があると思われるのは、三種混合のDPTワクチンです。このDPTワクチンの問題点は、有機水銀とアルミニウム塩が両方入っているということ、しかも繰り返し打つという点にもあると考えられます。

また、MRワクチンという混合ワクチンも非常に有害だと考えられます。このMRワクチンは、定期接種では1~2歳で第1期の接種をおこない、5~6歳、すなわち小学校入学前の1年間に2回目の接種をおこないます。このように繰り返し接種されるものは、ビーカーに毒が少しずつ溜まっていくように、より影響が大きくなるわけです。

この8種ワクチンレメディーコンビネーションチンクチャーを使用するようになってから、多くの子どもたちがよい方向に向かい、大きく改善するという結果を得ました。それまでは、ほとんどまともに言葉を発することのなかった子どもが、初めて母親を「お母さん」と呼び、一気に言葉をしゃべるようになり、理解力が高まることが多かったのです。この結果には私自身も驚いています。

注1――わが国の予防接種には、大きく分けて「定期接種」と「任意接種」があります。定期接種は、ＢＣＧ（結核）、ＤＰＴ（ジフテリア、百日咳、破傷風）、ポリオ、ＭＲ混合（麻疹、風疹）、日本脳炎、高齢者を対象としたインフルエンザ―の6種類（予防の対象となる病気は9種類）。任意接種は、おたふく風邪、水痘、Ｂ型肝炎ワクチン（母子感染予防事業以外）、インフルエンザ（対象／高齢者以外）など。

注2――平成18年4月以降は、麻疹（はしか）と風疹の混合ワクチン（＝ＭＲワクチン）が使用されています。麻疹単独のワクチンまたは風疹単独のワクチンは、任意接種に変更となりました。

確信があるからこそ公表できる

ここまでご紹介したこの事実、私は平成19年10月に開催した「発達障害を考える会」（ホメオパシーとらのこ会主催）を待って発表しました。それまでは、自信があったものの、公表は時期尚早ではないかという迷いがあったのです。

私たちは、数多くの臨床経験を重ねていくなかで発見をし、「どうもそうだな……」と気づいたことがあっても、まさに「間違いない！ これなのだ」と確信するまでは、その内容を一般の方に簡単には伝達できないのです。

現場では、ある程度の数のいろいろな方にレメディーを使っていって、初めて何らかの現象が出ます。しかし、ただ単に「この現象がそうなのかな」という程度では、皆さんに伝えることはできません。客観的事実を積み重ね、検証に検証を重ねて、まさに「やはりそうだった」という合点がいき、「間違いない」との確信に至らなければ、社会に対して発表はできません。ですから、医原病に疑問をもつようになってから、このような結果を出すまでに8年程度はたってしまいましたが、その間にも自信を確信に変える「これはやはり間違いない」という例が、臨床の中に多くあったのです。その1つが、8種ワクチンレメディーコンビネーションチンクチャーを使った子どもたちが、著しい改善をみせたことです。

それで2007年10月、ついに「もう間違いない。やはりこれだ」という確信に至って、私は発達障害と予防接種の関係性、ならびに8種ワクチンレメディーコンビネーションチンクチャーが、発達障害の子どもたちを改善させた事実を公表したのです。同志のホメオパスに早く伝えたいという気持ちもさることながら、何よりも、苦しんでいる子どもやお母さんにこの事実を知ってもらいたいという気持ちでした。私は、このようなめざましい進歩がみられたことを、ここで多くのお母さんたちにお知らせします。

本書に取りあげた子どもたちもそうですが、注意欠陥・多動性障害などの発達障害の子どもたちは、じっとしていられません。なぜなら、予防接種の害によって脳神経が立ちっぱなしの状態になっているからです。特に、水銀が脳神経に入ると、水銀が脳神経を刺激し続け、動かざるをえなくなるのではないかと思います。そうして多動になり、軽い場合は、よだれが多い、チック、異常発汗などになると思うのです。

彼らはまさに薬漬け社会の犠牲者です。その彼らが、大人たちから「言うことを聞かない」などと責め立てられては、本当にかわいそうでなりません。

障害児を持つ親たちが本当に大変なことは、それをずっと見てきた私にはよくわかっているのです。でも、できないことばかりを並べ立て、不満に思い嘆くのではなく、できた小さなことを喜び、子どもをほめてあげることが大切なのです。当たり前にできることが実はとてもありがたいことなんだと理解することができたら、何が間違っていたのかが見えてくるでしょう。

子どもたちは「まだ自己免疫のない私たちに予防接種をしないで！」と、そして「不自然なものを体に入れないで！」と叫んでいるのです。もちろん彼らが悪いわけではなく、子どものような弱い者が、いつもこの世の間違った部分の苦しみを負わされるということです。だから、私たちが彼らからの警告を理解し、できるだけ早く対処していく義務があるのです。

もちろん、予防接種をしていても、自閉症や多動にもならない子どももたくさんいます。要は、どれだけ健康で免疫力があったか、どれだけ予防接種によって免疫力が低下させられたかによるわけです。すなわち、体にどれだけアルミニウムや水銀、さまざまな病原体、異種タンパク質、化学物質などの体毒が溜まっていて、どれだけ排泄できなかったかによるのです。それでも、出す一方から予防接種をリピートしたり、症状を抑圧してしまえば、どうしても溜まる一方になってしまいます。

しかし、予防接種をして自閉症や多動症にならなかったとしても、大人になってから癌になる確率は高いといえます。体内に異物を注入され、外に出すこともできずに慢性化した状態で適応できたとしても、今度は内側から分解しようとするからです。

こう言うと驚く方もおられると思いますが、あの癌ですら、本当は体の老廃物を集め分解するためにつくられるものなのです。つまり、癌になるまで体毒を溜めてしまったということなのです。ですから、癌は病気ではなく、老廃物を無毒化する一つのプロセスなのです。

多くのホメオパスも「予防接種の害」を指摘している

ここで、外国のホメオパスたちが予防接種についてどのように考えていたか、また考えているかについても触れておきます。

私の師の一人であるアメリカのホメオパス、ロビン・マーフィー氏は「子どもたちに予防接種を受けさせるのは、いわば子どもにロシアン・ルーレットをさせるようなものだ」とはっきり述べています。

また、ベテランの獣医師ホメオパス、リチャード・ピトケアン氏は次のように言っています。

「百年後には、予防接種がいかに愚かな行為であったか、誰もが知ることになるだろう。今のわれわれが瀉血と水銀治療が愚の骨頂であるのを当然知っているように」

これは、彼が１９９３年に学会で研究発表をしたときの言葉です。彼は、現代医学の手法ではなかなか治療成果が出ないことから代替療法を模索し、ホメオパシーと出合い、これこそ最良の治療法だと確信したそうです。

動物は人間よりも多くの予防接種を毎年打たれていますから、人間がかかるような重い癌に苦しむイヌやネコが年々増えているのが現実です。心あるアニマルホメオパスならば、何がこの動物たちに病気をつくっているのか、よく観察すればわかるはずです。

ホメオパスのなかにも、予防接種問題に対しては、当たり障りなく穏便にやるべきだとか、なかには、してもいいのではないかという、一見、中庸な善人風の立場をとる人もいます。しかし、私に言わせると、そういう人はいまだ真実が見えていない素人ホメオパスか、知っていても自分の身を守らんがために予防接種を悪いと言わない、偽善ホメオパスだと思うのです。こんなに人間や動物が苦しんでいる事実を知りながら行動しないのであれば、魂に毒を盛っていることと同じではないかと思うのです。

第6章

医原病の中心にある予防接種

——予防接種の考え方自体がおかしい

ここからは、さらに本質的な問題について考えてみたいと思います。そもそも予防接種における感染症予防の考え方、すなわち「抗体をつくらせて予防しよう」というおおもとの考えに問題がある、ということについてです。免疫力を高める目的でおこなわれているはずの予防接種のワクチンが、実は人体にどのような影響を与えているかを理解していただきたいと思います。

抗体＝免疫ではない

免疫は、病原体や毒をはじめとする異物から私たちを守ってくれる大切なものですが、免疫という特定の器官があるわけではなく、胸腺、骨髄、脾臓、扁桃、虫垂、リンパ節、血液、腸、皮膚などの各器官や組織が協力しあって構成された、免疫系によって成立しているものです。

そして現在、免疫全体における抗体の役割は、とても小さいことがわかっています。したがって、抗体の有無で免疫があるかどうかを一概に判断することはできないのです。抗体価が低くても、あるいはほとんどなくても免疫を持っている人はいますし、抗体価が高くても免疫を持っていない人はいます。

どんなときに抗体が必要になるかというと、ウイルスや毒が大量にある場合です。そういう場合は、とりあえずウイルスや毒を不活性化させるために、それらと特異的に結合する抗体をつくるわけです。それは同時に、異物があるという目印となります。また、通常の免疫機能がうまく働くことができない場合にも抗体をつくります。キラーT細胞、NK細胞（ナチュラルキラー細胞）、マクロファージ、好中球などが、未解決なまま置き去りにしたウイルスや毒などがある場合、B細胞がそれらに対する抗体をつくります。血液中に残っている異物に目印をつけていき、キラーT細胞などが食べにくるのを待つわけです。

単純にいうと、免疫組織がうまく処理できないものにつけられる目印が、抗体だということです。つまり、通常の免疫機能が作用しているときには、抗体はほとんど必要ないわけです。端的に言えば、抗体価というものは免疫を獲得した証どころか、逆に免疫が低下している証なのです（詳細は『予防接種トンデモ論』をお読みください）。

いずれにせよ、血液の免疫システムをみただけでもたくさんの防御機構があるにもかかわらず、ワクチン開発は、たくさんある免疫のなかの一つでしかないＩｇＧ抗体だけにしか焦点が当てられていないのです。そしてこれまでの医学は、免疫の獲得について抗体にだけ焦点を当ててきました。少なくともワクチン開発においてはそうです。そのため、免疫＝抗体という考えが一般的になってしまっています。そして、予防接種によってあらかじめ抗体を持っておけば安全と考え、抗体をつくらせるために、病原体や毒素などの抗原となるものを体内に注射する予防接種が普及していったわけです。すなわち、免疫をつけるには、実際に病原体と遭遇しなければならないという考えが根本にあるわけです。この考えは、１９４０年以前の昔話です。

ところが、一般社会のみならず、医学・医療関係に携わっている人にまで、免疫＝抗体という考えが常識として定着してしまっています。免疫学者はそうではないと言っているにもかかわらず……。

無理と不自然の連鎖が慢性病をつくる

先ほど、「とりあえずウイルスや毒を不活性化させるために、それらと特異的に結合する抗体をつくる」と述べましたが、実際は、毒性を薄めた病原性微生物（細菌やウイルス）だけでは簡単には抗体はつくられません。そこで、アジュバントとよばれる抗原性補強剤が添加されます。アジュバントとして一般的なのがアルミニウム塩です。しかし、アルミニウムは神経的な毒素です。

注——アジュバント
免疫応答（免疫反応）を増強するための添加剤のこと。専門的には免疫助成剤とも呼ばれます。不活化ワクチンの場合、生体内に抗原となる死菌（薄められたもの）を投与しますが、そのときに添加剤として一緒に投与することで抗原に対する免疫反応をより確実なものとし、抗体の生産を増強させることを目的としています。また、より長くとどまらせるという目的もあります。

実は、予防接種を受けた体が反応しているのは、細菌やウイルスよりほかのものに対してであることが多いのです。たとえば、アルミニウムや水銀に反応しているのです。そして、その反応というのも、体内に多くの抗体をつくろうとして、無理やり体の機能を動かしている状態にほかならないのです。

ここでわかりやすい話をしましょう。たとえば、どこかの子が予防接種のワクチンを打って副反応（副作用）で発熱したとします。そうしますと、お医者さんに連れて行かれて、その子は解熱剤を入れられます。すなわち熱を抑圧してしまいます。ここには、二重の危険が生まれます。

一つ目は、免疫システムをすべて無視した状態で、ワクチンが直接血管内に侵入してくること。こんな乱暴なかたちで「殴り込み」をされると、通常の免疫の働きは望めないわけです。何しろ毒素を体内にじかに投げ込んでいるのですから、いつもの「敵がきたぞ、応戦の準備をしろ！」というような、本来の免疫システムの動きは出てきません。

免疫の基本的な働きというのは、まず敵の接近を警告すること。それは、呼吸器や消化器などの粘膜にはりついた敵（病原体など）を察知して、体内に（腸粘膜などから）侵入した相手を待ち受けるための警報を発することです。

それに続いて侵入者を捕らえ、殺すことです。しかし警報もなく、いきなり血管内に侵入した者に対して、免疫システムは何ができるでしょうか。もちろん、ある程度なら対応できますが、ワクチンの場合、一度に何種類もの毒や化学物質などの異物が大量に入ってきてしまうので、対応のしようがないのです。そして、一度血中に居座ってしまった侵入者は少しくらいの攻撃では退散してくれないのです。悪くすると篭城戦に入ってしまいます。

二つ目の問題は、体がそれでも一生懸命に「毒」を外に出そうとして、熱を出したり、皮膚発疹を出したり、下痢をしたり、とにかく必死で毒出しを試みても、薬剤で症状を抑えてしまうことです。そうすると、その毒素を追い出せない体は、慢性的に反応せざるをえなくなります。体は侵入者を追い出せないまま、ずるずる同居するような状態になります。こうした、本来の働きとはかけ離れた間違った反応をずっと続けることで、慢性病という状態が維持されるのです。

その理由の一つに、粘膜の透過性が高くなることがあげられます。これは慢性の炎症を起こしている姿です。予防接種のあとで、子どもがあらゆる粘膜から粘液が増えるのはこのためです。これによって、健康なときなら通さないような大きな分子が、弱った粘膜を通り抜けて血中に入り込んでしまうのです。それは、異物である病原体を体内にかかえたまま追い出すことができないで、何となく自己の一部にしてしまった状態では、本来なら入れないものまで受け入れてしまうということです。そうして、消化器に入る食べ物の成分など、さまざまな物質が浸透していってしまうのです。

いわゆる「オピオイド過剰」による自閉症も、こういったことから引き起こされているのではないかと思います。

注——オピオイド

オピオイドとは、医療の世界では強力な鎮痛作用をもつ薬を意味していますが、一般的には、より広くオピオイド受容体に作用する物質全体を指します。このオピオイド受容体とは、たとえばモルヒネなどの麻薬性鎮痛薬（国によっては違法）が作用する受容体のことで、脳内物質として有名なβ（ベータ）——エンドルフィンなどもオピオイドに含まれます。しかし、イギリスのトレバー・ガンは、先ほどの胃粘膜の透過性と同様のことが、脳内でも起こっているのではないかと言っています。とにかく、子どもの発達については、その免疫システムの成長を待たないでワクチンを打つことは、成長を妨げ、基本的な食物に対する反応にも異常をきたすようになってしまいます。食べ物でさえ毒素になってしまうのです。さらに添加物などが含まれていると、さらに悪化します。粘膜の透過性が低くなるには、体毒が内から外へ出ない限りありえないのです。

3歳になるまでの予防接種はかなり危険

皆さんも、理科の時間に「抗原—抗体反応」について勉強したことがあると思います。ただ、その反応は、生まれた時点ですでに可能なわけではありません。抗体反応を得るためには、体がそれを学ばなければできないのです。すなわち、乳児のときには抗体反応を知らないのです。

私たちはこの世に生まれると、まず初歩的なことを学ぶわけです。たとえば、呼吸を学ぶためにも数分かかるということです。最初は、皮膚の温度＝体温を保つということを学びます。そして、それができるようになると、母親から母乳を得るということを学びます。それから、消化・排泄というものを順番に学びます。

皆さんもよくご存知のように、赤ん坊は体に毒を溜めたりストレスを溜めたりすると、下痢をしたり、吐いたり、痰を出したりします。すなわち排泄です。おおむね生後一日でこうしたことができるようになります。そして、赤ん坊が実際に熱を出すことができるまでには、生まれてから数日～数週間の時間が必要です。

これは子どもが発育過程で学ばなくてはならないことですが、理想的には血液中の毒（予防接種によって血管内に入れられた毒）を排除する作業は、満1歳くらいまではおこなわなくてよい環境にするべきなのです。できれば2～3歳、またそのあとまでも、そういう状況は可能な限り避けたいわけです。

それなのに、生後3カ月の赤ん坊に予防接種をするということは、小学生に高校レベルの数学を強制的に学ばせているようなものです。もちろん、しっかり消化できるわけもなく身につきませんから、マクロファージやNK細胞（ナチュラルキラー細胞）やキラーT

細胞ではなく、最終段階のＢ細胞による一時しのぎの抗体生産という手段がとられます。こうして、かたちだけはワクチンに対する抗体はつくられますが、実際にウイルスなどの病原性微生物を含む毒や異物を排泄することはできないのです。ですから、このとき血液の中に入った異物の多くは、血液中にとどまり続けたり、神経系にまでいってしまうわけです。

そうすると、ミエリン鞘が破壊されて、神経伝達がうまくおこなわれなくなり、さまざまな問題が生じてしまいます。こうなると、もう取り返しのつかない事態に至ってしまうのです。

注――ミエリン鞘（しょう）
神経線維を覆う脂肪の膜のようなもので、別名「髄鞘（ずいしょう）」とも呼ばれます。これが神経の情報を伝える神経線維のまわりをぐるっと取り巻いています。神経線維にはこのミエリン鞘があるものとないものがありますが、ミエリン鞘のある神経繊維は、これによって神経の伝達がスムーズにおこなわれています。

神経の情報伝達はミエリン鞘によってスムーズにおこなわれています。赤ん坊の脳は段階を踏んで発達しますが、最初に神経細胞の分化が起こり、次にミエリン鞘が形成され、最後にシナプスが形成され、脳の回路が完成します。その大切なミエリン鞘は、脳の大部分の場所で、おおよそ1歳までに形成されますが、それでも脳の場所によっては、2〜3歳までかかります。

ですから、できれば3歳までは血液中に毒を入れるようなこと（予防接種）をしてはいけないのです。もしも、それが難しいのであれば、せめて満1歳までは予防接種をしないでほしいと思います。予防接種をする時期が早ければ早いほど、脳に障害が生じる可能性が高いからです。

先ほども述べたとおり、「抗体」というのは、ウイルスや細菌やさまざまな毒（自己にとって異物と認識される異物）に目印をつける役目なのです。ただそれが〈ある〉ということを示すものであり、それがイコール「排泄」とはなりません。

私はいろいろなところで何度も言っていますが、けっして「抗体＝免疫」ではないのです。もしも「抗体＝免疫」なら、高級な掃除機を購入しただけで、家の中がきれいになるといっているようなものです。それは全くの幻想です。

免疫システムの混乱が引き起こす突然変異

では、実際に予防接種をするとどういうことが起こるのか考えてみましょう。

予防接種にはさまざまな毒（抗生物質、有機水銀、アルミニウム塩、ホルムアルデヒドなど）や異種タンパク質（培養組織由来のさまざまな動物タンパク質）、異種微生物（培養組織由来のさまざまな微生物）、抗体生産を目的とする病原体や毒、化学物質（安定剤など）が含まれており、それらが血液中に一度に入ってきますから、T細胞だけでは対応しきれず、B細胞が抗体をつくって、それら異物に目印をつけるわけです。しかし、あまりにも多量の有害物質が一度に入ってきてしまうため、B細胞の抗体生産活動がメインとなってしまい、T細胞の活動が抑圧され、目印である抗体が結合した異物を排泄することができなくなってしまうのです。すなわち、血液中に異物が存在し続けるという事態になってしまうわけです。

こうなると免疫の全エネルギーは血液中の異物に集中し、外側の病原体に対する免疫力が非常に抑制されてしまうことになります。だから、「熱があるときやほかの感染症にかかっているときに予防接種を受けると危険だ」といわれるのです。

たとえばインフルエンザに感染している人に予防接種をすると、体はインフルエンザウイルスに優先的に対処するか、それとも予防接種で体内に入った異物に対処するかの判断をしなければならなくなります。そういう場合、体は内部にある異物のほうを優先するのです。なぜなら、そちらのほうがより深刻な問題だからです。ですから、予防接種を受けると外側にあったインフルエンザウイルスには対処できなくなってしまうのです。すると、それまでたいしたことがなかったインフルエンザウイルスが、より危険でより進入力の強いものとなります。もしもインフルエンザにかかった人に予防接種をした場合、もともとあったインフルエンザが、より危険な病気に変わり、死んでしまうこともあります。

同じように予防接種を受けたあとは、通常、外側にある病原体に対して、より感染率が高くなります。病原体が強力なものに変身するのではなく、私たちの免疫が低下することで病原体が強力で危険なものになってしまうということです。

免疫システムにできることは非常に限られているにもかかわらず、予防接種によって急激に大量の異物が入ってくると、抗体生産が限界を超えて推し進められてしまうことになります。抗体はタンパク質ですから、抗体の異常生産によってタンパク質代謝は混乱し、無秩序となり、突然変異した抗体がつくられてしまいます。突然変異した抗体は、それ自体が異物となりますから、突然変異した抗体が付着した細胞や組織は、攻撃対象となってしまいます。

こうして、若年性関節リウマチ（スティル病）や、若年性糖尿病、甲状腺の機能低下、多発性硬化症、のう胞性線維症、小児脂肪便症、潰瘍性大腸炎、乾癬、糸球体腎炎（腎臓障害を伴う）のような数多くの病気が引き起こされることになります。もちろん、発達障害とも大いに関係していると思われます。

これらの問題の多くはワクチンを接種してから数年後に浮上してきます。異常な抗体が、最終的に発病レベルへと発展していくにはそれほど時間がかかるのです。それゆえ、これらが予防接種による被害と認識されることはありません。

胸腺の異常は精神発達にもダメージを与える

子どもが誕生してから7歳までの最初の7年間、子どもが正常に発育するためには十分な温かさが必要です。温かさとは文字どおり「熱の力」のことであり、同時に「愛の力」でもあります。

子どもは、親や先祖から代々受け継がれた遺伝的・感情的・カルマ的な負荷をもって生まれてくるものですが、早い段階で、粘液を出すことによってそれらの負荷を排泄します。粘液を出し切ることによって、親や先祖たちの遺伝的・感情的・精神的なくびきから解き放たれ、そうして初めて自分本来の人生を生きられるようになるのです。子どものかかる病気は、その熱によって粘液とともに先祖の負荷を排泄しきるよい機会となってくれるもので、ありがたいものなのです。

しかし、もしこの時期に熱の力が抑圧されたり、抗生物質や予防接種によって自然な免疫システムの活動が乱されると、捨て去るべき粘液が子どもの体内に何年も溜まり続けることになります。その場合、子どもは先祖や両親の遺伝的・感情的・精神的情報を保持したままとなり、その影響を受けるようになります。そして後年、自己表現を制限するようになったり、成人しても自分自身の人生を生きず、両親のパターンを繰り返すようになったりします。

生まれてから最初の7年間、免疫システムの中心は胸腺にあり、そこには白血球のTリンパ球がたくさん蓄えられています。胸腺は生後何カ月間かは母乳によって養われ、その後は両親や家庭の温かい愛の力によって支え続けられます。胸腺は免疫のみならず、健全な精神と感情の発育に大きくかかわっている重要な臓器です。この時期に愛の力を注がれることによって、自分の基盤となる家庭や家族をいつくしむ感覚が育まれるのです。もしこの時期に親から温かい愛と保護を十分に得られなければ、胸腺の発育が不全になってしまい、それはのちに感情的問題のきっかけになります。

次の7歳から14歳までの7年間は、特に神経系がめざましく発達する時期です。想像力や創造力が吹き込まれ、その子ども本来の個性と自由が発揮されるようになってくるのです。そしてこの時期に、子どもは両親と感情的に分離し、独立心を芽生えさせていきます。これはその子どもが自分本来の個性を発揮する時期にきているということで、健全な成長過程のプロセスです。そしてこの感情的な分離と呼応して、このころに体内の免疫システムの中心は、胸腺から骨髄と血液に移行し、胸腺は退化していきます。

このように、胸腺は発育段階に応じて大きくなったり小さくなったりし、免疫機能を担うと同時に、子どもの感情的・精神的発達に大きく関与しています。

しかし、予防接種はこの胸腺の働きを大きく狂わせてしまうのです。赤ん坊のうちに予防接種すると免疫システムの過活動が引き起こされ、胸腺内にも激しい活動が起こります。これによって胸腺が異常なスピードで発達してしまい、本来思春期になってから迎えるべ

接種による胸腺と副腎の発達への影響

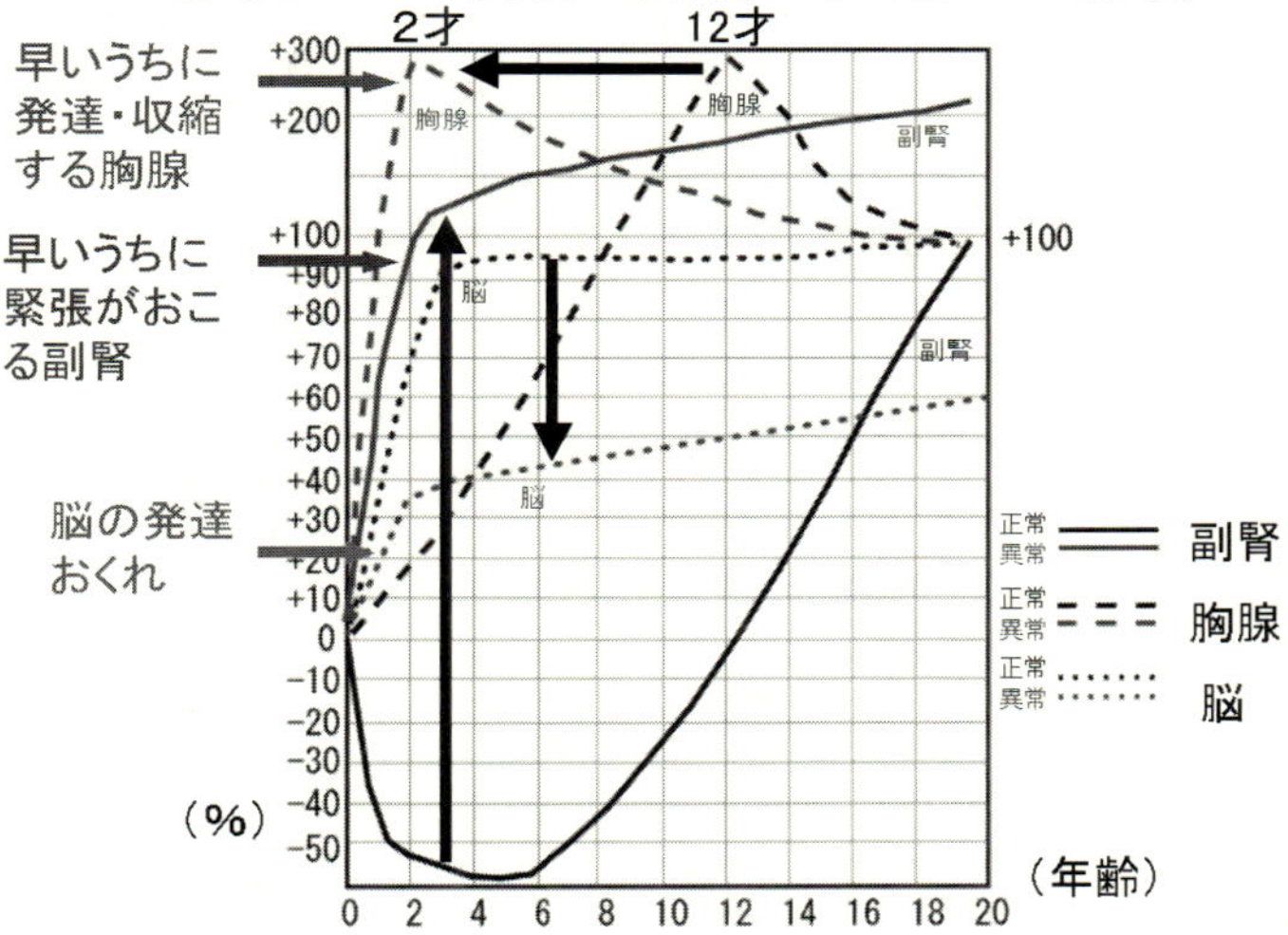

き発達のピークを2～3歳で迎えてしまうことになります。

つまり、肉体はまだほんの小さな子どものまま、感情や精神だけがあまりにも早くティーンエイジへと突入し、思春期特有の感情過敏やさめた感覚をもつようになるというわけです。

胸腺の早すぎる発達と未成熟のままの退化は、ほかにもさまざまな症状を引き起こします。過度のかんしゃく、多動、世間から感情をひどく打ちのめされたような感覚、自閉症、学習障害、良心の欠如、感情の働きが極度に活発になることからのＡＤＤ（注意力欠如障害）、さらには児童犯罪の引き金にもなります。

第7章

ホメオパシーが希望の灯になる

レメディーはただの道具

汚染はいまやあらゆるところに広がっています。予防接種の毒、抗生物質の乱用などの医療用薬剤によるもの、農薬による土壌や水資源の汚染、同様に、家畜に使われる抗生物質、残留農薬による食品の汚染。それだけではありません。私たちの口に入るもの、食べ物や飲み物に添加されている化学物質がどれほどのものか、そして大気の汚染……という状態です。いまや多くの人間、さらには動物までもが、生活環境全体を覆う圧倒的な汚染によって、体の機能の少なくとも一部（自然治癒力を発動する機能など）を弱らせてしまっています。それによって、不健康状態（慢性病状態）が常態化してしまっているのです。

そこで、私たちホメオパスは、レメディーという道具を使って自然治癒力を呼び起こし、その人自身の力で健康を取り戻していただくお手伝いをしているのです。

ホメオパシーとは、繰り返しますが、クライアントのもつ症状とレメディーの症状（病像・特徴）をマッチングさせることで、クライアントの自然治癒力のスイッチを入れ、根本病因を押し出すという真の自然療法なのです。

皆さんのなかには、レメディーの情報パターンと病気のエネルギーパターンがマッチングして、病気のエネルギーパターンが一時的に増幅されたとして、どうしてそれがクライアントの自然治癒力を発動させたり、増幅させたりできるのか？……そう思う方もおられるでしょう。

このとき、クライアントの自然治癒力のスイッチをオンにしてアクセルを踏み込むもの、それは「気づき」なのです。一時的な病気のエネルギーパターンが増幅することによって、その病気のエネルギーパターンにとらわれている自分の状態に気づくことができます。気づくことができれば、自然治癒力が動き始めるのです。

心だろうと、細胞だろうと、気づきがない限り自然治癒力は発動しません。何らかの症状があるということは、自然治癒力が多少とも働いているということですから、症状と同種のレメディーを投与することによって自然治癒力のパワーを増幅させ、病気を押し出す方向にもっていくことができます。

ですからホメオパシーでは、同種のレメディーで予防接種の害をとることもでき、子どものかかる病気にかかったら、その症状に合わせてレメディーをとり、予防するためには病原体ノゾーズ（病原体を希釈・振盪した原病原体を全く含まないもの）を使い、エネルギーレベルで学習させることができるのです。

ホメオパシーには、200年以上の歴史の中で蓄積されてきた世界中の臨床例があり、数え切れないほど多彩なレメディーが準備されています。そしてレメディーは、新しいものがすぐに準備できるのです。新薬開発に費やすような膨大なお金もいりません。

隠蔽される負の情報

ここまで述べてきたように、私は臨床経験を積み上げるなかで、発達障害を引き起こす大きな原因の一つとして、予防接種のワクチンを疑ってきました。これまでは、こんな主張をすると、人によっては「ずいぶんと極端な意見だな」と思われ、拒否反応を示されることも少なくありませんでした。

しかし今、予防接種のワクチンと子どもの障害について強い疑いを持っているのは、私たちホメオパスだけではありません。本書でも取り上げたように、予防接種に含まれる「水銀」と「自閉症」の関係については、ここ数年米国でも大きな議論を呼んでいます。

また、わが国でも、以前ならありえなかったようなことが起こっています。たとえば、イン医師のなかからインフルエンザ予防接種に反対する声が上がっています。ただ単に、インフルエンザ予防接種は役に立たないからという反対意見もありますし、さらに踏み込んで、副作用（副反応）のリスクを考えると接種によるプラスは見合わない、と厳しく指摘されている方もいます。

私自身の臨床経験からしても、インフルエンザの予防接種が、慢性疲労症候群をはじめとするかなり重篤な症状に結びついている可能性は大きいと言わざるをえません。これは、予防接種はとにかくいいことだと頭から信じてきた、あるいは信じ込まされてきた多くの人には、とても大きなショックだと思います。

不幸にして、こうした予防接種の負の側面に関する情報は、どこの国でも大手マスコミによって取り上げられることは少ないため、一般の方からすると、反対意見を言うだけで何かの宗教と思われたり、特殊な考え方をする奇妙な少数派の見解のようにみられがちです。その結果として、多くの国民・市民はその実態を何も知らされないという現実があります。いくら「言論の自由」が各国の憲法で保障されていても、こういったマスコミの自主規制という問題は、どこの国でもあるのです。

しかし、そのようななかでも、現実を告発する声がないわけではありません。その注目すべき一つが、すでに本文で紹介したものです。最近日本でも刊行された本で、アメリカ人の女性ジャーナリストが書いた『アメリカの毒を食らう人たち――自閉症・先天異常・乳癌がなぜ急増しているのか』(東洋経済新報社刊)です。この本のオリジナルタイトルは、『POISONED NATION (毒にまみれた国)』で、著者の母国である米国の惨憺たる汚染状況が克明に記されています。そして、そのような状況をもたらした政府や軍部、さらに製薬会社などの存在が描かれています。

こうした告発本の価値を決めるのは、何といっても取材力です。著者はその力を存分に発揮して、取材の中で多くの協力者を得ながら、信じられないような現実を知ることになるのです。その現実とは、まさに「毒」と知りながら、それを国民に与え続ける人たちの存在であり、米国民を守る立場、あるいは世界の人々の健康を守る立場にある者たちが、いかに事実から目をそらし、自己のビジネスに都合の悪い情報をたくさん隠蔽してきたかということです。

特に、皆さんにこの本を読んで知っていただきたいことがあります。この本の中では、予防接種の問題が一つの章として大きく扱われています。重要な部分は、予防接種に防腐剤として含まれる有機水銀チメロサールが、自閉症の急激な増加に深く関与している疑いが強いという点を著者が追求するところですが、なんと、WHO (世界保健機関) のワクチン専門家が会議の席上、客観的なデータを無視して、有機水銀入りの予防接種を継続したいと意見表明しているという点です。人類全体に責任を持つべき組織の専門家が、かくも無責任な態度をとっていたという事実は象徴的です。

この『アメリカの毒を食らう人たち』で描かれているのは、北アメリカの汚染の実態ですが、これは一部の特殊な世界を描いたものではありません。ワクチンのメーカーは世界的な市場を握っており、たった一国の国民だけのために生産するような非効率なことはしません。米国と同じようなことがどこでも起こっているのです。同じように、多くの人々が汚染された水を飲み、化学物質にまみれた食事をして、どんどん健康を損なっているのです。逆に言うと、世界中にさまざまな汚染の事実を隠そうとしている人たちがいて、米国と同様に、隠蔽工作に必死になっているということです。

しかしここで、私がいちばん言いたいのは、常に被害者は弱者だということです。乳幼児をはじめとする子どもたち、妊婦さん、お年寄り、障害者の人たち……。誰かが彼らを守らなければなりません。そうでなければ、彼らは餌食にされてしまいます。ビジネスのためなら、お金のためなら、他人の健康などどうでもよいと考える人たちが世界中で跋扈しています。私たち、子どもに責任を持つ母親は、それを許してはいけないのです。

子どもたちの声に耳を傾けよう

第２回ホメオパシー医学国際シンポジウム in Kyoto に参加した人たちからのアンケートに、「自閉症や多動は治らないものだと思ってあきらめていたが、次々とＤＶＤ上映されたケースで、子どもたちが人の言うことを聞くようになったり、はっきり話もできるようになったりと、大きく改善されていく様子を目の当たりにして、大変驚くとともに希望が見えた」という声が多く寄せられました。

もちろん、すべてのケースでこのように改善するとは限りません。胎児〜赤ん坊のときに、脳神経が大きく傷ついてしまった子どもたちを普通と変わらないような子どもに戻すことは、容易なことではありません。それでも、異物の排泄を推し進め、自己治癒力を最大限に引き出すホメオパシーには大きな可能性があるのです。

そして、たとえ治癒しなくとも、私たちは彼らからのメッセージを真剣に受け止め、皆で世の中を変えていく力に変換していかなければなりません。同時に、自分たちを変えていく力にしていくことが大切なのです。そして、それが結局は、世の中を変えていくことになるのです。

以下は、ＲＡＨ－ＵＫ（ロイヤル・アカデミー・オブ・ホメオパシー英国本校）に寄せられた体験談です。

「いつも体験談を興味深く読ませていただいています。

私の長男は発達障害なので、いま特別支援学級に在籍しています。彼は、自閉的なところがあり、小さかったころはまったく視線が合わず、他人への興味もなさそうでした。

通信相談を始めて半年ほどたったのですが、ちょっとー、すごいじゃん！　ということがあったので報告させていただきます。同じクラスに体の弱い子がいて、その子が給食の時間に気分が悪いと言って倒れてしまったそうです。それを見ていた息子はその子のところへ行き、頭をなでたのだそうです。とても心配そうな様子だったとのこと。健常な子どもであれば普通にできることなのでしょうが、いままで他人の体調がどうであってもお構いなしだった子どもです。学校の先生方も皆、『ちょっと感動』したそうです。

相談会のレメディーで好転反応がすごかったのですが、それでもいい兆しが見えたような気がしました。これからもよろしくお願いします」（女性・39・群馬県・とらのこ会）

発達障害の子どもを持つ親は、本当にいろいろと大変だと思います。しかし、これは悪いことばかりではないのです。この子を通していろいろと気づかされることがあるはずなのです。この子たちがいろいろなことを教えてくれるはずなのです。

これは、私が『オアシス』という「とらのこ会」の会報誌に書いたことですが、これらはすべて、本来の自然に戻るために必要な過程だと思うのです。唯物主義的で現代科学を至上のものとする考えが蔓延し、医学もその影響のもとで肉体を機械的なものとみなし、唯物的な観点から発達してきました。そのため、基本的な生命原理さえ理解しないまま、間違った土台の上に発達してきました。根本的な部分を間違えてしまっているので、どんなに今の医学が発達しても、結局のところ人類に真に益するものとはならないと思っています。

もちろん、救急医療や手術などの現代医学の成果なしには助けることのできない患者もたくさんおり、現代医学が必要な学問であることは疑う余地はありません。私はそれを否定するつもりなどありません。問題なのは、排泄としての症状を病気とみなしておこなわれる、薬剤による不必要で安易な症状の抑圧と、薬剤や予防接種それ自体によって生命が台無しにされることです。

もし怒りを感じるなら、その怒りはこの社会や国の方針に向けられるべきです。しかし、その社会や国は私たち一人ひとりによって形成されているのです。そういう意味で、私たち一人ひとりに責任があるのです。国の政策が間違っていたとしても、マスコミの正しくない情報に踊らされたとしても、それを信じ、善しとしたのは私たち一人ひとりなのです。

そうして私たちは自然から離れてしまったのです。そうして物質的に豊かになりたいという欲が膨らみ、競争が激しくなり、自分さえよければという思いが強くなってしまったのです。そして、そうした想念が無節操にばらまかれ、地球の大気を満たし、その大気を皆が吸うわけです。

感謝の念を忘れ、満足することを忘れ、結果、不平不満ばかりを募らせ、人間生命をないがしろにした結果をいま受け取っているのであり、合理主義で時間でも何でも金に換算される世の中で、私たちは、自然に帰るために、本来の人間生命を取り戻すために、私たちの中にある不自然な部分を突きつけられているのです。合理主義では何ともならないこと、物質や金ではどうにもならないことを突きつけられているのです。何が本当に大切なことなのか、何が自然で、何がありがたいのか、本当に必要なものは何だったのか、何がいらないものだったのか、幸せとは何だったのか……。それがわかるまで、苦しみは続くのです。

苦しみの原因は外にはありません。何を苦しみとし、何を幸せとするかは、外にはないのです。苦しみも幸せもその人の中にしかないのです。発達障害の子どもたちを持つ親の苦労は大変なものだとは思いますが、そのなかでも、いくらでも幸せを感じることはできるのです。本当ですよ。普通の人が泣きたくなるようなことを、喜びを感じておこなうこともできるのですよ。体験談に寄せられたとおり、普通にできることができないとき、それができるようになるときには大きな喜びを感じることができるのです。幸せのハードルが低くなると、それだけいろいろなことに喜びを感じられるようになるのです。発達障害の子どもたちは、そんなことを教えてくれているのかもしれません。

だから、発達障害の子どもたちを授かるということは、ある意味ではとても幸せなことだと思うのです。あなたがあなたを生きられるように、あなたがあなたらしく生きられるように、あなたがあなたの生命を生きられるように、そのために授かったのかもしれないのですから。

だから、あなたがそこから目をそらし、現実を受け入れず、あなたの狭い善を振りかざし、何かを責めたり、何かのせいにしたりしても始まらないのです。すべてを受け入れ、あなたが幸せになるまで、あなたはこだわりを捨て続けなければならないのです。つらくて苦しくとも、そのつらさ、苦しみの原因はあなたの中にあるのだということ。人を許し、自分を許し、どんどんこだわりを解放し自然に戻るために、この子たちはいるのだということです。

私は予防接種に反対していますが、何かを責めるためにこういう活動をしているわけではないのです。国を責めて被害者が補償されるためにやっているのではないのです。これは国民一人ひとりに責任があるのだということ、国民一人ひとりが変わらなければ何も変わらないのだということをわかってもらいたいのです。「だからもうわかっただろ。もう十分だろ。みんなもうこんなことはやめようよ」と言っているだけなのです。

私たちはすでにずいぶん狂ってしまっています。症状を抑圧し、予防接種で異物を体内に注入していては生命が狂わされます。もちろん狂った自分からは、自分が狂っていることが見えません。何かに気づくためには、気づかせるための自分を映し出す現実を必要とします。あなたを映し出すための出来事や人が必要なのです。あなたを映し出すためにいる存在は、私たちの犠牲者なのだということです。

たとえばもしあなたが、世の中で起きている事件を見て良心の呵責を感じないのであれば、あなたには真実が見えていないのです。この世に起きることはあなたの内面を映しているのだということ、あなた自身を見せるために、私たちの鏡となるために、映し出してくれているのだということを理解しなければなりません。

一方で、私はホメオパシーを通して、予防接種をはじめとする現代医療のあり方に疑問を投じ、排泄の大切さ、自然体に戻り、人として本来の生命を生きることの大切さを啓蒙していきたいと真剣に思っているのです。そして皆さんに、真剣に考えてもらいたいと思っているのです。本当にこのままでいいかどうかを。

進化するアプローチ

発達障害の子どもたちには、いろいろなレメディーを多種投与して、あらゆる臓器サポートをし、ミネラルサポートもして、その子に害になったものをどんどん排泄していって、そのあとでやっと初めてこの子がどういう人間なのかがわかって、個別化された1つのレメディーを選択する……。これが、私の長い経験と多くの臨床の中で進化してきたアプローチ法です。この深刻な現状を前にして、私たちホメオパスは、1回に1つのレメディーを与えるというケントの方法にとらわれている場合ではありません。自閉症や多動がどんどん増えている今、手をこまねいてはいられないのです。治癒に導くことのできる方法があるのですから、それをどんどん使い、この子らを助けていくべきだと思うのです。

日本では、明治時代からずっと予防接種が法律で義務化されていました。この4世代にもわたる予防接種によって、ワクチンに含まれるさまざまな病原体や異物が累積し、マヤズム化しつつあると考えられます。汚れた精子と卵子で生まれてくる子どもたちが、本当にかわいそうに思います。

自閉児や多動児の発生率はいまや10年前の何十倍にもなっています。私たち大人は、この子どもたちからのSOSのメッセージをしっかりと受け取らなければなりません。私たちホメオパスは、子どもたちを救いたい一心で、新しい方法論もつくりあげてきました。本書の症例を読んで、ご判断ください。

日本国民は賢くあってほしいと願います。賢くあることが大切です。自分と子どもの命と健康を守ることにもっと貪欲になってほしいのです。まず自分でものごとを調べること。どんな情報も鵜呑みにせず、それは本当かな？と常に考え、マスコミの報道に踊らされることなく、自分で調べ、自分の頭で判断することが大切です。「○○大学のオーソリティーがこう言ったから」「○○新聞が書いたから」「大きな会社の偉い方が言っているから」……こういうところによりどころを求めていては、何も本当のものを探し出すことはできません。

かつて私が「予防接種は危ない」と言ったとき、「由井さん、国民のほとんどが予防接種をいいものと言っているのに、そんなことを言っていたら、ろくなことになりませんよ」と言われました。

それから10年たちました。いまや外国でも日本でも、予防接種の神話は崩れ始めています。薬が万能であるという神話は崩れ始めているのです。

いちばん大事なのは自己治癒力であって、その自己治癒力を触発するためには同種療法でなければならないはずです。そしてまた、自己治癒力を触発するものであれば、ホメオパシーに限らなくてもいいのです。ただ、自己治癒力を触発する療法ならば、手法は違っていても同種の原理が働いているという共通点があるはずです。そうであれば、鍼灸でも琵琶灸でも、マッサージでもいいのです。

それから、同種療法には必ず好転反応が生じるということは知っておいてください。老廃物が溜まっていたら、それは何らかのかたちで排泄されなければなりません。感情でも感覚でも異物でも思考でも、抑圧されたものは出てくるしかありません。

ある医師ホメオパスが、「好転反応や悪化はあってはいけない。皮膚から体毒は出ない」と言っていますが、それでは、多くの子どもたちがレメディーをとったあと、皮膚発疹や発熱で体毒を出し切り元気になった事実をどう説明するのでしょうか？

好転反応を乗り越えて、毒を排出していくことこそが正しい治癒の方向なのです。しかし、その好転反応を嫌がり、痛みを嫌がり、症状を嫌がり、病気を怖がる皆さんがいるから、薬や現代医学がこれだけ発達し、医原病がこれだけ蔓延したという側面もあるのです。ですから、自分の中にある恐れを棚に上げて、製薬会社、医師、国や政府のせいにしても、根本的な解決にはならないのです。私たち一人ひとりが自分たちの問題であると認識し、ものごとの本質をもっと深く理解することが大切です。症状はありがたい、病原体はありがたい、子どものかかる病気はありがたい、病気はありがたいということを、心底理解することが大切です。

症状はありがたいのです。なぜなら、症状は老廃物や異物を出してくれているのですから。病原体はありがたいのです。なぜなら、病原体は老廃物や異物を分解しようとしてくれているのですから。子どものかかる病気はありがたいのです。なぜなら、親から受け継いだ老廃物を一掃し、遺伝的負荷を減らし、免疫獲得の学習教材となり、本来の生命を生きられるようにしてくれるためのものなのですから。そして、病気はありがたいのです。病気はそれまでの生き方や考え方が間違っていることを教えてくれているのですから。これらはすべて、あなたがあなたらしく生きられるようになるために必要なものなのです。

だから、私たちはもう少し忍耐強くあらねばならないのです。少しばかりの熱、少しばかりの下痢、ちょっとした病気、こういうものを怖がっていては健康にはなりません。病気を恐れなければ、病気は私たちを本来の生命に連れ戻してくれる案内役となるのです。症状を恐れず、常に毒を排出することのできる体であれば、健康そのものということです。

最後に、この日本国が滅亡しないためにも力強く、いつも「症状はありがたい」と言えるようにならなければなりません。まったく、ありがたいのです。

「ホメオパシーの恩恵がすべてに降り注がんことを！
万物生命、その存在自体に感謝し、
命そのものを生きられんことを！」

参考図書

『予防接種トンデモ論――病原体はありがたい！　子どものかかる病気はありがたい！』
由井寅子著（ホメオパシー出版）

由井寅子のホメオパシー的生き方シリーズの第一弾。「抗体＝免疫は間違いだった！」など常識を覆す予防接種論が次々と展開されます。子どもたちを蝕む、史上最悪の医原病、ワクチン病と予防接種の真実に由井寅子ホメオパシー博士が鋭く迫ります。いったいどうしてこれほどまで、アレルギー、アトピー、ぜんそく、発達障害の子どもたちが急増しているのか？　本書はその謎を解き明かすと同時に、ホメオパシーによってより自分らしい生き方ができることを解説します。

『予防接種は果たして有効か？』トレバー・ガン著（ホメオパシー出版）

これは本当に大切なメッセージが入っているすばらしい本ですので、どうか皆さん、読んでください。２００３年に発行したとき、この本をさまざまなメディア、ジャーナリスト、著名人などに向けて約１０００部配本しました。しかし、残念ながら反応はゼロでした。

しかし、希望があれば、全国の図書館や、予防接種に疑問をもって調査・発信をしている団体・個人などに無料配布を続けていますので、ホメオパシー出版までご連絡ください。

『ワクチノーシス――ワクチン病（予防接種病）のスーヤによる治療とホメオパシーによる病気の予防法について』J・コンプトン・バーネット著／由井寅子監訳（ホメオパシー出版）

本書は、種痘ワクチンによる健康被害を冷静に分析し、ホメオパシーによる治療（レメディー「スーヤ」を用いた治療）の有効性を明解に主張した古典的名著です。多くの症例が「観察記録」として、きわめて具体的に解説されているため、今日においても大いに示唆に富む内容です。予防接種による健康被害に関心をもつ方、ホメオパシー医学の基本的な考え方に接したいと思われる方は、ぜひご一読ください。

『発達障害の子どもたち――ホメオパシーで治癒可能な身体的・知的発達の遅れた子どもたち』J・コンプトン・バーネット著／由井寅子監訳（ホメオパシー出版）

本書は、ホメオパシー医学の古典的名著であり、現代に生きるわれわれに大きな示唆を与えてくれる治癒症例集です。１００年前に、子どもたちの「発達障害」に予防接種が深く関与していることを見抜き、警告するとともに、ホメオパシー療法によってみごとに子どもたちを治癒に導いた医師の遺した財産とも呼べる1冊。弊社既刊『ワクチノーシス（ワクチン病）』の続編に当たりますので、併読をおすすめします。

『由井寅子のホメオパシー入門』由井寅子著（ホメオパシー出版）

本書は、面白い、わかりやすいと定評のあるとらこ先生の一般向け講演を収録したホメオパシー入門書です。話し言葉ですから読みやすいうえ、イラストも豊富、B6判というサイズも便利です。ホメオパシーの基礎（五大原理）があっという間に理解できる、ホメオパシー入門ガイドの決定版です。

『由井寅子の予防接種と医原病入門』由井寅子著（ホメオパシー出版）

本書は、とらこ先生のホメオパシーキッズ・トラウマ基礎セミナーから予防接種部分を収録した、予防接種と医原病の入門書です。先進気鋭のホメオパスとらこ先生が、ホメオパシー理論と臨床ケースを駆使して予防接種と医原病の秘密に迫り、警鐘を打ち鳴らしています。予防接種とは何なのかを根本的に考えさせられる衝撃の講演録です。

『ホメオパシーガイドブック⑥ホメオパシー的予防』由井寅子著（ホメオパシー出版）

予防接種の神話は意図的につくられたもので、事実と異なることが知られています。一方、ホメオパシーでは、レメディーを使って子どものかかる病気や感染症から安全に予防する方法が知られています。本書では、ホメオパシーとその医原病への応用では世界でも第一人者のとらこ先生が、ホメオパシー的予防の理論と実践について詳しく解説し、子どものかかる病気の具体的な予防プログラムを提示しています。子どもの予防接種について悩んでいる方には、特におすすめの一冊です。

『健康な子ども〈新装改訂版〉』クレメンティーナ・ラブフェッティ著／由井寅子監修（ホメオパシー出版）

子どものホメオパシーの本に関しては、女性ホメオパスが書いたもののほうが、男性ホメオパスのそれよりも遙かに力量を感じさせるものが多いです。この本もその例に漏れず、女性ならではの繊細さと子どもたちの健康を真剣に願う母親の気持ちが、正しい理解と洞察へと導いているように感じます。ホメオパシーを中心に、自然療法を子どものために活用するための総合的な健康ガイドです。

『アメリカの毒を食らう人たち――自閉症、先天異常、乳癌がなぜ急増しているのか』ロレッタ・シュワルツ＝ノーベル著（東洋経済新報社）

『Spiritual Bioenergetics of Homoeopathic Materia Medica』Yubraj Sharma.
Academy of Light　Ltd., United Kingdom, 2004

ＲＡＨ－ＵＫ体験談

ホメオパシーの体験談は、以下のＵＲＬに豊富に紹介されています。
http://www.rah-uk.com/

著者プロフィール

由井寅子（ゆい・とらこ）

Ph.D.Hom（ホメオパシー名誉博士）、ＦＨＭＡ（ＨＭＡ名誉会員）ＭＨＭＡ（ＨＭＡ認定ホメオパス）、ＭＡＲＨ（ＡＲＨ認定ホメオパス）、ＦＣＰＨ（ＣＰＨ名誉会員）、ＪＰＨＭＡ会長、ＲＡＨ学長、**D.C.Hom**（クリニカルホメオパス）

１９５３年愛媛県生まれ。仕事で海外を駆け巡るなか、33歳のとき潰瘍性大腸炎を患う。まさに万策尽きたとき、ホメオパシーとの運命的な出会いがあり、レメディーで劇的に改善した体験をもつ。自分を救ってくれたホメオパシーを学びたいという思いから、英国のホメオパシーカレッジに入学、大学院まで5年間学ぶ。

その後、日本人初の英国ホメオパシー医学協会（ＨＭＡ）認定ホメオパスとなり、英国で由井ホメオパシークリニックを開設、ホメオパスとしての活動を開始する。しかし、日本にもホメオパシーがぜひとも必要であると考え、１９９７年4月に、日本初のホメオパシースクール、ＨＭＡ認定のロイヤル・アカデミー・オブ・ホメオパシー（ＲＡＨ）を創設、教育と普及に全力を注ぎ始める。

２０００年４月には、これまでの功績が高く評価され、ＨＭＡ名誉会員となる。２００1年5月、インターナショナル・メディカル・ユニバーシティー（ＩＭＵ）から国際法に基づいたホメオパシー博士の学位を取得。２００7年8月、医原病への革新的なホメオパシーアプローチで世界的に評価が高まるなか、Registraion Consul of Homeopathy ＵK主催第3回ドバイ国際コンファレンスで発表、世界に衝撃が走る。このとき、同団体から「ホメオパシー修士号」が、さらに「三次元処方」をはじめとするこれまでの実績が高く評価され、Pioneer University から「ホメオパシー名誉博士号」の学位が授与される。また、The Hahnemann College of Homeopathy からは、Post Graduate Diploma in Homeopathy が授与される。

由井寅子の主な講演

１９９６年７月　自然治癒力の会主催で講演。
１９９６年11月　ホリスティック医学協会主催で、東京医科大学にて講演。
１９９７年11月　ホリスティック医学協会・九州支部主催で講演。
１９９８年７月　九州大学医学部にて、英国ヒリオス社社長のモーガン氏とジョイント講演。
１９９８年11月　国会議事堂内で国会議員の方々を前に、初のホメオパシー講演。
１９９９年３月　株式会社東芝にて講演。
２０００年５月　第一回日本ホメオパシー医学大会でケースを発表（以後、毎年発表）。
２０００年５月　第六回日本癌コンベンションにて、癌のケースを発表。
２０００年７月　聖マリアンナ医科大学にて講演。
２０００年11月　大阪千里・阪急デパートにてイベント講演。
２０００年12月　英国学術誌『ホメオパシー・インターナショナル・ジャーナル』に発表論文が掲載される。
２００２年10月　ＨＭＡコンファレンスで日本におけるホメオパシーの現状「医原病とホメオパシー」を発表。
２００３年11月　ＨＭＡコンファレンスで「ヤロトジェニックマヤズムがある慢性疾患を治癒するための三つの方法論」を発表。
２００３年11月　英国婦人会で講演。
２００４年２月　社団法人日本助産師会東京都支部で講演。
２００４年11月　長野県助産師協会・松筑支部で鴨原助産師ホメオパスとともにバース講演。

２００５年８月　大阪府助産師会・助産所部会で鴨原助産師ホメオパスとともにバース講演。
２００５年12月　第１回癒しフェアで講演。
２００６年７月　第２回癒しフェアで医原病講演。
２００６年９月　第47回日本人間ドック学会学術大会で「真の予防医学とホメオパシー」を発表。また「自己免疫疾患と医原病」を発表。癌、アトピー、自閉症などの症例で、ホメオパシーによる改善例を発表。
２００７年２月　英国学術誌『ホメオパシー・インターナショナル・ジャーナル』にウェスト症候群のケース論文が掲載される。
２００７年３月　第１回ホメオパシー医学国際シンポジウムにて「ワクチン病のホメオパシーでの克服の症例」を発表。
２００７年７月　第４回癒しフェアでインナーチャイルド講演。
２００７年８月　Registraion Consul of Homeopathy UK 主催第３回ドバイ国際コンファレンスで世界のトップホメオパスとともに「予防接種と医原病」を発表。
２００７年10月　ハイデルベルグにて、ホメオパシー国際評議会理事会に日本ホメオパシー医学協会会長として参加、日本での10年の歩みについて発表する。
２００８年９月　英国認定ホメオパス連合コンファレンスにて発表予定。

主な著書

『ホメオパシーガイドブック①ホメオパシー in Japan』『ホメオパシーガイドブック②バース（出産）』『ホメオパシーガイドブック③キッズ・トラウマ』『ホメオパシーガイドブック⑤バイタル・エレメント』『ホメオパシーガイドブック⑥ホメオパシー的予防』『由井寅子のホメオパシー入門』『由井寅子の予防接種と医原病入門』『心と体を癒すホメオパシー』（ホメオパシー出版刊）、『看護のための最新医学講座（全36巻）』第33巻『代替医療』の中の「ホメオパシー」を執筆（中山書店刊）

発達障害へのホメオパシー的アプローチ

――発達障害・自閉・多動の子どもたちを治癒に導く方法論と症例集

2008年 8月10日　初版 第一刷発行
2017年 2月 1日　初版 第四刷発行

著　者　由井寅子
装　幀　中村吉則

発行所　ホメオパシー出版（株）
〒158-0096 東京都世田谷区玉川台2-2-3
電話：03-5797-3161
URL　http://www.homoeopathy-books.co.jp/
E-mail　info@homoeopathy-books.co.jp

Printed in Japan.
ISBN978-4-86347-002-6　C2077
落丁・乱丁本は、お取り替えいたします。